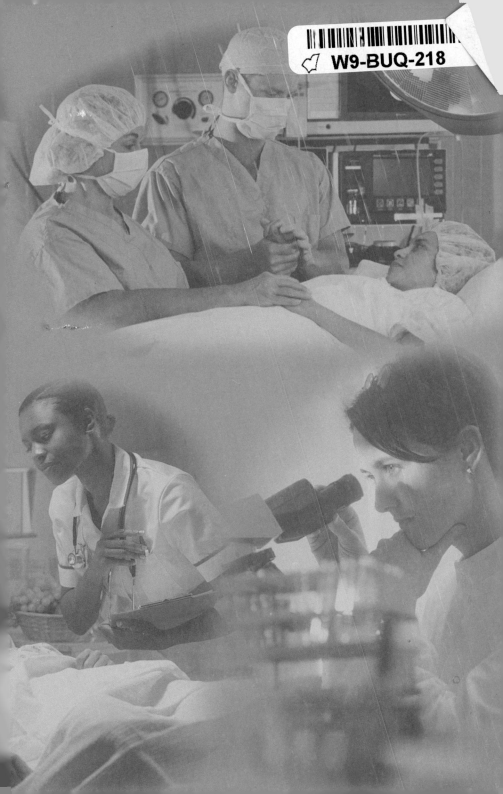

ENFERMEDADES DE LA PIEL

ENFERMEDADES DE LA PIEL

Dr. PEDRO GARGANTILLA MADERA

Advertencia:
Los consejos, tratamientos, e información que aparecen en este libro no deben en ningún caso sustituir a los de un médico. Ante cualquier problema relacionado con su salud, acuda a un profesional cualificado en busca de ayuda. Los editores, así como el autor, no aceptan ningún tipo de responsabilidad civil ni penal, así como cualquier tipo de reclamación presentada por persona o institución alguna, como resultado del uso o mal uso de este libro, que pudiera ocasionar daños y/o perjuicios.

Copyright © EDIMAT LIBROS, S. A.
C/ Primavera, 35
Polígono Industrial El Malvar
28500 Arganda del Rey
MADRID-ESPAÑA

ISBN: 84-9764-387-9
Depósito legal: M-13880-2003

Título: Enfermedades de la piel
Autor: Pedro Gargantilla
Coordinador de la colección: Pedro Gargantilla Madera
Ilustraciones: David Lucas
Impreso en: COFÁS

IMPRESO EN ESPAÑA – *PRINTED IN SPAIN*

A mi familia.

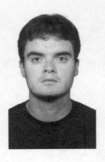

Dr. Pedro Gargantilla Madera

Licenciado en Medicina y Cirugía por la Universidad Complutense de Madrid. Especialista en Medicina Interna. Miembro numerario de la Sociedad Española de Médicos Escritores y Artistas (ASEMEYA). Miembro del Comité Editorial de la Asociación para la Defensa y Promoción de la Salud (ADEPS). Asesor médico de varios portales sanitarios: *tusalud.com, medifusion.com y netdoctor.com*

Autor de los libros *Saber vivir con salud, El porqué de las cosas* y *¿Sabía usted que...?* Conferenciante de varios foros médicos, entre ellos los Cursos de Verano de El Escorial. Colaborador de la sección de salud de diferentes revistas y periódicos: *The Monthly, Torreguía el Periódico, Vida y Salud, Plaza Mayor* y la Revista de Divulgación de la UDP.

Actualmente trabaja en el Servicio de Urgencias del Hospital Universitario La Paz de Madrid y es colaborador del Departamento de Enfermería de la Universidad Complutense de Madrid.

ÍNDICE

PRÓLOGO 11

¿QUÉ ES LA PIEL? 13

URTICARIA 21

ACNÉ 25

PICADURAS DE MEDUSAS 33

PICADURAS DE INSECTOS 37

ECCEMA DE CONTACTO 45

DERMATITIS ATÓPICA 51

PITIRIASIS VERSICOLOR 55

VITÍLIGO 57

SARNA 65

LEPRA 71

CÁNCER DE PIEL 79

LOS EFECTOS DEL SOL EN LA PIEL 89

PIE DE ATLETA 97

ALBINISMO 103

HIPERHIDROSIS 107

VARICELA 111

HERPES ZOSTER 119

PEDICULOSIS 123

LADILLA 127

DERMATITIS SEBORREICA 131

ROSÁCEA 135

ERISIPELA Y CELULITIS 137

CANDIDIASIS 139

NEVUS, LUNARES Y PECAS 143

ALOPECIA 147

SARAMPIÓN 151

PSORIASIS 155

VERRUGA 159

HERPES SIMPLE 161

RUBÉOLA 165

ATLAS DE LESIONES ELEMENTALES 169

GLOSARIO 181

CUESTIONARIO 187

SOLUCIONES 197

ÍNDICE DE MATERIAS 199

BIBLIOGRAFÍA 207

PRÓLOGO

Con el presente libro he pretendido dar una visión global de aquellas enfermedades cutáneas más frecuentes, así como las principales preguntas que realizan nuestros pacientes en las consultas.

En la medida de lo posible, se ha tratado de emplear un lenguaje sencillo, al alcance del lector profano, que trata de resolver con celeridad una duda surgida en relación con una afección dermatológica.

Con la intención de estimular el conocimiento de nuestro organismo se han intercalado más de cien curiosidades, que pueden ser el inicio de búsquedas más específicas en libros o enciclopedias especializadas.

Espero que el lector disfrute de la lectura tanto como el autor en la elaboración del libro.

Collado Villalba

¿QUÉ ES LA PIEL?

El paso de los años provoca una serie de cambios a nivel cutáneo, así se acentúan las temidas arrugas, la pérdida del pelo avanza vertiginosamente y comienzan a hacer su aparición una serie de manchas en las zonas de la piel expuestas al sol.

¿Cuántas capas tiene la piel humana?

La piel consta de tres capas, que desde el exterior hacia el interior se denominan: epidermis, dermis e hipodermis.

La epidermis es la capa más externa de la piel y está compuesta por queratina, sustancia que participa en la formación de las uñas y del cabello.

La dermis es la capa intermedia, en ella se localizan los nervios, los vasos sanguíneos que nutren o alimentan a la piel, los folículos pilosos y las glándulas sebáceas. El principal componente de la dermis es el colágeno.

Por último, en la profundidad, se encuentra la hipodermis, compuesta fundamentalmente por células adiposas, es decir, por grasa.

¿Por qué cuando envejecemos aparecen las arrugas?

Con la edad la piel envejece, esto se debe a que se produce una disminución del número de células y de la grasa que configura la hipodermis. La piel adopta, por ello, un aspecto arrugado, desapareciendo, con el paso del tiempo, la elasticidad que la caracteriza.

La deshidratación progresiva del colágeno de la dermis conduce a una mayor sequedad cutánea y a la consiguiente pérdida de la suavidad de la piel, propia de las primeras etapas de la vida.

Así mismo, el menor espesor de la piel provoca que los vasos situados en la dermis se localicen a un nivel más superficial, por esta razón, la existencia de mínimos traumatismos provoca la aparición de hematomas.

Las personas con piel extremadamente fina, como es el caso de los pelirrojos, son más vulnerables a los efectos del tiempo, por este motivo, estas personas deben extremar el cuidado de su piel para evitar el envejecimiento prematuro.

¿Por qué en ocasiones tenemos «carne de gallina»?

La piel posee un músculo que recibe el nombre de «músculo horripilador», el cual es responsable de que en determinadas ocasiones, por ejemplo cuando hace un frío intenso o cuando estamos sometidos a estrés psicológico (ver películas de terror), aparezca la «carne de gallina», lo que en términos médicos se conoce como «cutis anserina».

¿Cuál es la función de la piel?

Las funciones de la piel son básicamente dos: proteger al individuo de posibles agresiones (traumatismos, infecciones...) y evitar la pérdida de agua corporal.

Así mismo, la piel es encargada, como luego veremos, de recoger sensaciones externas y, a través de los nervios, transmitirlas al sistema nervioso central.

¿De qué depende el color del pelo?

El color del pelo se encuentra determinado por unas células conocidas como melanocitos. Estas células poseen dos pigmentos básicos: eumelanina y feomelanina.

La eumelanina es la responsable de los cabellos castaños y negros, mientras que la feomelanina determina los cabellos rubios y pelirrojos.

La mezcla de ambos pigmentos origina la gran variedad de tonos de pelo que todos conocemos.

¿Cuál es la función del cuero cabelludo?

Las funciones del cuero cabelludo se resumen en dos: proporcionar calor a nuestro organismo (era una función básica en la Prehistoria, pero en la actualidad, con el uso de la ropa, ha quedado relegada a un segundo plano) y protegerle de las posibles agresiones.

¿De qué depende la aparición de las canas?

Las canas es un proceso natural de envejecimiento, suelen ser más frecuentes en cabellos claros y en personas con piel clara. La calvicie es menos frecuente en personas canosas, una vez más el refranero castellano está acertado: «el que canea no calvea».

A partir de los veinte años, los melanocitos de la piel reducen su actividad habitual, de esta forma, fabrican menor cantidad de los pigmentos señalados, favoreciendo la aparición de las canas.

Además, existe un componente genético que condiciona la aparición de las canas. Se ha observado que las personas con familiares de primer grado canosos tienen mayor riesgo de presentar canicie.

¿La aparición de las canas es igual en todas las razas?

La aparición de las canas varía con las razas, mientras que en la raza blanca la edad media de aparición se estima en los treinta y cuatro años, en la raza negra la aparición se retrasa hasta los cuarenta y cuatro.

Por otra parte, en la raza blanca, a partir de los cincuenta años, la presencia de canas afecta a casi el 50 por 100 de la población.

Las primeras canas suelen aparecer habitualmente en la barba y/o en el bigote.

¿A qué velocidad crecen los cabellos?

Se estima que en la cabeza existen aproximadamente unos 100.000 folículos pilosos, que son los responsables de la aparición de nuestro cabello.

Aproximadamente los cabellos crecen a un ritmo vertiginoso de 12 a 15 cm al año, si bien este crecimiento está influenciado por múltiples factores, como puede ser la alimentación, el estrés, la aparición de enfermedades, etc.

Llega un momento en que las capas más externas del cabello mueren, el crecimiento continúa debido a que las células vivas desplazan progresivamente a las células muertas. Este hecho permite explicar porqué cuando nos cortamos el pelo no nos duele, mientras que cuando nos arrancan un pelo de tirón nos produce mucho dolor.

¿La piel es una superficie limpia?

A pesar de que nos esmeremos en el aseo y cuidado de nuestra piel, nunca conseguiremos eliminar totalmente los gérmenes situados en la epidermis.

La piel se encuentra constantemente colonizada, esto es, invadida, por microorganismos indetectables a nuestros ojos.

¿Por qué con la edad aparecen manchas en la piel?

Durante el proceso de envejecimiento se reduce el número y la función de los melanocitos. Se pierde la función defensiva de estas células, incrementándose por ello el número de manchas cutáneas, que en términos médicos se conoce como queratosis actínica, y la subsiguiente posibilidad de que aparezcan lesiones cancerígenas. Estos detalles serán abordados con más profundidad en el capítulo dedicado al cáncer de piel.

¿A qué se debe que la piel sea capaz de percibir frío o calor?

En la piel se encuentra el sentido del tacto, el menos localizado de todos los sentidos. Disponemos de más de 4.000.000 de diminutos receptores, los cuales detectan diferentes sensaciones (calor, frío, dolor, discriminación de objetos...). Todas estas percepciones llegan al cerebro, el cual se encarga de darles un componente emocional.

¿Por qué en las personas mayores las uñas se rompen con mayor facilidad?

Con el envejecimiento las uñas se tornan más quebradizas y enlentecen su crecimiento hasta en un 50 por 100, en relación con la juventud.

Las uñas de las manos se renuevan aproximadamente cada tres meses, mientras que el proceso de renovación de las uñas de los pies es más lento, de aproximadamente cuatro meses y medio.

¿Qué sucedería si no nos cortásemos las uñas?

En el supuesto de que decidiésemos prescindir de todas las reglas sociales de decoro y salubridad, de las que hacemos gala habitualmente, y no nos cortásemos las uñas, el crecimiento, afortunadamente, no sería indefinido. Las uñas disponen de un mecanismo de autorregulación por el cual se detiene su progresión cuando han alcanzado una determinada longitud.

¿A qué se debe el olor característico de los humanos?

El olor del ser humano es producido por unas glándulas localizadas en las axilas, en los genitales y en las nalgas.

El olor humano es un vestigio de la evolución humana, puesto que en los orígenes de nuestra raza jugaba un papel fundamental en la defensa del territorio, era un modo de alertar a otros animales de nuestra presencia.

Por otra parte, el olor constituía una atracción para el sexo opuesto, es decir, tenía una función sexual, que, como todos sabemos, se ha perdido.

El componente sexual del olor corporal tiene un papel crucial en algunos animales, la secreción de feromonas precede en muchas ocasiones al cortejo sexual.

¿Cuál es la función del sudor?

El sudor es una secreción corporal que no necesita presentación. Está producida por las glándulas sudoríparas y su función es regular la temperatura corporal. Con la edad las glándulas productoras de sudor pierden su actividad y esto permite explicar porqué las personas mayores, en términos generales, sudan menos que los jóvenes.

¿Es bueno tomar el sol?

Sí, pero con precaución. La exposición solar es necesaria para un adecuado funcionamiento de nuestro organismo, debido a que la radiación ultravioleta participa en la producción de la vitamina D, la cual es imprescindible para la absorción del calcio que tomamos con la alimentación.

Un claro ejemplo de las bondades del sol lo constituyen las mujeres de los países árabes, que cubriendo la mayor parte de su cuerpo disminuyen la producción total de vitamina D, con ello reducen considerablemente la absorción del calcio de la dieta, incrementando la incidencia de osteoporosis.

RECUERDE

- La piel tiene tres capas: epidermis, dermis e hipodermis.
- La epidermis es la capa más externa y está formada por queratina.
- La dermis, capa intermedia, está constituida por colágeno.
- La hipodermis es rica en células adiposas (grasa).
- Con la edad se pierde la grasa subcutánea.
- El color se encuentra determinado por unas células denominadas melanocitos.
- Las canas aparecen cuando los melanocitos disminuyen su actividad.
- En la piel hay 4.000.000 de receptores encargados de captar las distintas sensaciones.
- Con la edad las uñas se tornan más frágiles.
- El olor corporal es producido por unas glándulas situadas en las axilas, los genitales y en las nalgas.

SABÍA USTED QUE...

- Un centímetro cuadrado de nuestra piel contiene tres millones de células, 0,9 vasos sanguíneos y casi 3.000 células táctiles. Por si esto fuera poco, todavía hay sitio suficiente para albergar las glándulas sebáceas, las glándulas sudoríparas e incluso, en algunas zonas de nuestra piel, las raíces de nuestro cabello.

- Un célula de nuestro cerebro puede conectarse con otras 25.000 células cerebrales.

- Cada pulmón tiene una superficie de 180 metros cuadrados.

- Las mujeres del Antiguo Egipto utilizaban maquillaje.

- Los médicos egipcios trataban la caspa con un preparado a base de harina de cebada calcinada y grasa de buey.

- Cada minuto respiramos seis litros de aire.

- Los sacerdotes del Antiguo Egipto se afeitaban el cuerpo entero cada dos días, a fin de que ni los piojos ni los parásitos se pudieran adherir mientras «servían a los dioses».

URTICARIA

La urticaria es un término genérico que se emplea para designar a todas aquellas lesiones cutáneas en forma de ronchas.

¿Por qué se producen las ronchas?

Las ronchas son el resultado final de una reacción inflamatoria de la piel que provoca una dilatación de los vasos cutáneos (vasodilatación), con salida, lo que en términos médicos se conoce por extravasación, de proteínas y de otras sustancias al espesor de la dermis.

¿A qué personas afecta con mayor frecuencia la urticaria?

Es difícil establecer la frecuencia epidemiológica de la urticaria, en términos generales, puede afectar a cualquier edad pero es más frecuente en la tercera y cuarta década de la vida.

Esta afección es más frecuente en la mujer que en el varón.

¿Cómo son las lesiones cutáneas?

Como ya se ha indicado, la lesión fundamental es la roncha, que consiste en una elevación de la superficie de la piel, de color blanquecino o rosado, que provoca un picor (prurito) importante. La roncha no suele persistir más allá de uno o dos días.

¿Cuáles son las localizaciones más frecuentes?

Las lesiones de las urticarias pueden aparecer en cualquier zona de nuestra piel y su número es muy variable. En cuanto al tamaño de las mismas, oscila entre la cabeza de un alfiler hasta lesiones de gran tamaño.

¿Cuál es la evolución habitual de la urticaria?

El curso clínico de la urticaria es muy variable, en función de su duración hay tres formas:

- Urticaria aguda: la duración no es superior a seis semanas.
- Urticaria recurrente: duración superior a seis semanas, con períodos de tiempo en los que las lesiones desaparecen.
- Urticaria crónica: duración superior a seis semanas.

¿Por qué se produce la urticaria?

Atendiendo a la causa que origina la urticaria, podríamos clasificarlas en más de 50 tipos diferentes: por frío, por calor, acuagénica, de contacto, por fármacos...

De todas estas formas, la urticaria alérgica es la más frecuente.

¿Qué es la urticaria alérgica?

La urticaria alérgica representa el 70 por 100 de todos los tipos de urticaria, afecta generalmente a mujeres entre la segunda y cuarta décadas de la vida.

Está producida por un elevado número de sustancias (antígenos) entre los que se encuentran: alimentos y sus aditivos, estimulantes, agentes terapéuticos (por ejemplo, antibióticos), vacunas, sueros, antígenos relacionados con picaduras (avispas, abejas) e incluso factores emocionales.

La causa más frecuente de la urticaria alérgica son los fármacos, siendo la penicilina y sus derivados los productos más frecuentemente implicados. En los niños, el 44 por 100 de las reacciones alérgicas están producidas por alimentos, en la Tabla 1 aparecen reseñados los más frecuentes.

¿Cuál es el pronóstico de la urticaria alérgica?

Generalmente es benigno, excepto en aquellos casos en que existe edema laríngeo, que produce un estrechamiento de la vía aérea, con compromiso respiratorio y que puede producir un shock.

¿Cuál es el tratamiento de la urticaria alérgica?

En aquellos pacientes en los que exista historia previa de urticaria alérgica a algún tipo de antígeno, el tratamiento consiste en evitar el contacto con el mismo. Por ejemplo, en pacientes alérgicos a la penicilina el tratamiento fundamental es evitar los tratamientos con este antibiótico.

En aquellos casos en los que no se conozca ningún tipo de alergia y aparezcan los habones debe consultar a su médico para iniciar un estudio alérgico exhaustivo.

Tabla 1. Alimentos que producen reacciones alérgicas en la infancia		
Pescado	Cangrejos	Langostas
Ostras	Almejas	Carne
Quesos con mohos	Fresas	Grosellas
Cítricos	Nueces	Tomates
Apio	Legumbres	Patatas
Cacao	Vitaminas	

RECUERDE

- La lesión típica de la urticaria es la roncha.
- Los fármacos que con mayor frecuencia producen urticaria alérgica son las penicilinas.
- En los niños son frecuentes las urticarias por alimentos.
- La urticaria es más frecuente en la mujer que en el varón.
- Epidemiológicamente, la urticaria aparece con mayor frecuencia entre los veinte y los cuarenta años.
- El tratamiento fundamental de la urticaria alérgica consiste en evitar la exposición al antígeno que desencadena la aparición de las ronchas.
- Las ronchas de la urticaria suelen desaparecer en 24-48 horas tras su aparición.

SABÍA USTED QUE...

- El cráneo está formado por veintidós huesos.
- La célula más grande de nuestro organismo es el óvulo femenino, sus dimensiones son de las de un punto al final de una frase.
- Durante la infancia tenemos 300 huesos, mientras que en la etapa adulta el número se reduce a 206, esto se debe a la fusión que se produce entre algunos huesos.

ACNÉ

El acné es una de las afecciones dermatológicas más frecuentes, que afecta especialmente a los jóvenes, en mayor o menor grado.

¿Qué es el acné?

Es una enfermedad muy frecuente de la piel que aparece generalmente en la adolescencia y que desaparece al cabo de algunos años. El principal problema de esta enfermedad es que es antiestética y puede dejar cicatrices residuales.

Es una patología de tipo polimorfo, esto quiere decir que está constituida por diferentes tipos de lesiones cutáneas.

¿A qué se debe el acné?

Las glándulas sebáceas de la piel son las encargadas de producir la secreción de grasa cutánea, su función es lubricar nuestra piel.

En algunas ocasiones el conducto de la glándula se obstruye y la secreción no sale al exterior, apareciendo los temidos granos, esto es, el acné. Así pues, el acné es una enfermedad cutánea que es debida al bloqueo de las glándulas sebáceas de la piel.

El acné no está relacionado con la suciedad, ni con la ingesta de determinados alimentos ni con la masturbación, como se ha pensado durante mucho tiempo.

¿Por qué el acné es más frecuente en los chicos que en las chicas?

El acné es más frecuente en el sexo masculino, esto se debe a que las hormonas masculinas (andrógenos) estimulan las glándulas sebáceas, favoreciendo de esta forma la obstrucción de los conductos glandulares. Así pues, el acné de la adolescencia se produce por un disbalance entre la producción de las glándulas sebáceas y la capacidad para liberarlo.

¿Por qué es más frecuente durante la adolescencia?

Aunque todavía no se sabe con absoluta certeza, parece ser que el perfil hormonal juega un papel fundamental.

¿Por qué en las mujeres suele aparecer antes del período menstrual?

Nuevamente las hormonas juegan un papel fundamental en su aparición, puesto que es el exceso de progesterona lo que condiciona la aparición de acné los días anteriores al período menstrual.

De forma paralela, el embarazo puede desencadenar la aparición de acné, debido a las alteraciones hormonales que se producen durante este período.

¿Qué personas tienen más riesgo de padecer acné?

Hay algunos factores de riesgo que incrementan la posibilidad de sufrir acné, los más importantes son los siguientes:

- Piel grasa (aceitosa).
- Determinados fármacos, especialmente las hormonas masculinas.
- Exposición a elevadas temperaturas.
- Estrés.
- Enfermedades endocrinológicas.
- Antecedentes familiares de acné.

¿Cuáles son los síntomas de esta enfermedad?

En la piel aparece una serie de lesiones, a continuación las describimos desde la más leve hasta la más severa:

- Espinillas negras: Los famosos puntos negros, son del tamaño de la cabeza de un alfiler.
- Espinillas blancas: Idénticas a las anteriores pero de coloración blanquecina («puntos blancos»).
- Pústulas: El punto se ha sobreelevado y contiene pus en su interior.
- Quistes: La afectación cutánea es más extensa.
- Absceso: Se trata de la lesión más severa, tan sólo aparece en casos graves.

Ninguna de ellas produce ningún tipo de síntoma, salvo que se produzca una sobreinfección bacteriana secundaria a la manipulación.

Cuando un poro es obstruido y se cierra, en la superficie de la piel sobresale un «punto blanco». Si el poro está obstruido pero permanece abierto, la parte superior se oscurece y conduce a la aparición de la famosa «espinilla». En ocasiones el poro se abre, de esta forma permite que la grasa producida por las glándulas sebáceas, las bacterias y las células muertas se abran paso por debajo de la piel. Este proceso conduce a la formación de una pequeña infección de color rojo: el grano.

Los granos pueden infectarse y crecer en tamaño provocando la aparición de protuberancias (quistes o abscesos) que pueden ser muy dolorosos.

¿Todos los «acnés» son iguales?

El acné puede ser clasificado en cuatro grados, en función de la lesión clínica que predomine.

- Acné grado I. Aparece generalmente entre los quince y los diecisiete años. Las lesiones se localizan en la cara, en la frente y/o en las mejillas.

A pesar de que pueden coexistir simultáneamente varias lesiones (polimorfismo) predominan los comedones abiertos. La presencia de comedones cerrados en una elevada proporción, así como la afectación de pecho y espalda, son indicadores de que la enfermedad va a ser de larga evolución.

• Acné grado II. Se caracteriza por la aparición de pústulas, muchas de ellas aparecen tras la manipulación de las lesiones. Las pústulas se originan por la reacción inflamatoria que ocasiona en la dermis un folículo alterado.

• Acné grado III. Aparecen nódulos, esto es, lesiones inflamatorias profundas, que duelen a la palpación. Son frecuentes las cicatrices residuales.

• Acné grado IV. Los pacientes que sufren este tipo de acné, el más agresivo, tienen abscesos y lesiones que supuran al exterior. Es el tipo de acné más severo.

¿A qué zonas de la piel afecta con mayor frecuencia?

Las lesiones cutáneas aparecen fundamentalmente a nivel de la cara, del pecho y de la espalda.

¿Se puede prevenir el acné?

Hasta el momento no existe ningún tipo de prevención totalmente eficaz de esta enfermedad dermatológica. Sin embargo, es útil seguir una serie de consejos:

• No emplear cosméticos grasos.
• No utilizar abrasivos sobre la piel.
• Utilizar un jabón antibacteriano para el lavado de la piel.
• Limpiar la piel con suavidad.
• No apretar, presionar o rascar la piel, para evitar la infección bacteriana.

En cuanto a los cosméticos, hay algunos que son comedogénicos (favorecen la aparición de acné), por lo que deben evitarse. Utilice aquellos productos «no comedogénicos», en los envases aparece la reseña «oil free».

¿Cuál es el tratamiento del acné?

Antes de iniciar ningún tratamiento consulte a su médico, será un especialista el que pueda recetar los fármacos más adecuados, en función de la severidad del acné.

Entre los productos más utilizados se encuentran:

- Antibióticos: aplicaciones locales en los casos más leves y administración oral para los más graves.
- Aplicación local de ácido retinoico o derivados (por ejemplo, tretinoina).
- Tratamiento oral con isotretinoina.

Tenga en cuenta que la isotretinoina puede provocar malformaciones fetales, esto es, se trata de un fármaco teratogénico. Evite quedarse embarazada durante su administración.

En la Tabla 2 aparecen representados los principales efectos secundarios de los fármacos utilizados en el tratamiento del acné.

¿Es bueno el sol?

En general, los baños de sol mejoran el acné, si bien es preciso tener en cuenta dos aspectos:

- Hay un tipo de acné que está directamente relacionado con el sol.
- Determinados fármacos que se emplean en el tratamiento del acné contraindican la exposición solar.

Antes de exponerse al sol consulte a su médico.

Agentes	Efectos secundarios
Comedolíticos	Sequedad y enrojecimiento de la piel, hipersensibilidad a la exposición solar.
Antimicrobianos	Irritación cutánea, hipersensibilidad.
Antibióticos	Diarrea, dolor abdominal, colitis, alergia.
Supresores del sebo	Deformidades congénitas.
Hormonas	Náuseas, vómitos, sangrado vaginal.

Tabla 2. Efectos secundarios de los fármacos utilizados en el acné.

¿Es bueno quitarse los puntos negros?

No, debido a que estamos favoreciendo la infección bacteriana secundaria a la manipulación de la piel.

¿Qué medidas higiénicas pueden ser útiles?

Como ya hemos comentado anteriormente, el acné no está producido por la suciedad de la piel, sin embargo, la higiene es un complemento importante de la enfermedad, especialmente en las personas con piel grasa, puesto que ayuda a mejorar su aspecto.

Los expertos recomiendan lavarla y secarla dos veces al día, para ello se empleará preferiblemente agua tibia y jabones antibacterianos.

¿Es buena la manipulación de los granos?

Se desaconseja manipular los granos, puesto que lo único que conseguiremos es favorecer la sobreinfección bacteriana, así como la aparición de cicatrices.

Tampoco es aconsejable realizar «limpiezas de cutis» ni «peelings», por las mismas razones.

RECUERDE

- No se exprima los «granos» de acné, lo único que conseguirá es favorecer una infección.
- No existe ningún alimento que provoque la aparición de acné.
- La actividad sexual no se relaciona con el desarrollo de esta enfermedad dermatológica.
- Las hormonas juegan un papel primordial en la aparición de acné.
- El acné es una patología polimorfa, aparecen lesiones diferentes, en función de cuál de ellas predomine así será la gravedad de la enfermedad.
- No se automedique, los fármacos tienen efectos secundarios, consulte a su médico.
- Hay numerosos tratamientos que pueden combatir la enfermedad, no es necesario que «sufra» en silencio, puede evitar la aparición de cicatrices residuales.
- El sol tiene generalmente un efecto beneficioso sobre el acné.
- El acné puede aparecer antes de cada ciclo menstrual y empeorar notablemente durante el embarazo.
- El ácido retinoico (istrotetinoina) es un fármaco teratogénico.

SABÍA USTED QUE...

- Aproximadamente ocho de cada diez adolescentes sufren los efectos del acné.
- El fémur es el hueso más largo de nuestro organismo.
- El hueso es cinco veces más duro que una barra de acero del mismo peso.
- La cara está formada por catorce huesos.
- La mayoría de los pacientes dejan de tener acné a partir de los veinte años.
- Tan sólo en Estados Unidos hay 17 millones de personas que sufren acné.

PICADURAS DE MEDUSAS

Las medusas poseen pequeños aguijones en sus tentáculos que simplemente con el roce de nuestra piel producen lesiones cutáneas.

Cada vez es mayor el número de bañistas de nuestras costas que acude a los servicios médicos aquejados por picaduras de medusas.

¿En qué tipo de aguas viven las medusas?

Las medusas suelen ser arrastradas por las corrientes oceánicas y son frecuentes en las calientes aguas de nuestro litoral.

La medusa es un animal invertebrado, es decir, su cuerpo carece de vértebras, y pertenece al grupo de los celentéreos. En las costas españolas el género más frecuente de medusa es el *Physalia*.

¿Cómo se produce la picadura de la medusa?

Generalmente suele ser involuntario, pues la medusa llega flotando hasta las proximidades de la playa y el bañista la roza de forma accidental o trata de tocarla atraído por su morfología.

¿En qué zona contiene la medusa su veneno?

Los tentáculos de las medusas están dotados de extremos con ampollas, en las cuales se localiza el veneno.

¿Qué tipo de lesiones producen las medusas?

Las medusas liberan una sustancia tóxica que provoca la aparición de pequeñas pápulas (lesiones elevadas) agrupadas en línea, que producen intenso dolor y picor (prurito).

De forma excepcional puede producir una reacción alérgica generalizada, que se acompaña de malestar general e hipotensión (shock anafiláctico).

No es infrecuente que durante las horas siguientes a la picadura el paciente presente calambres musculares y sensación de opresión en el tórax, que suelen remitir de forma espontánea.

¿Cómo se puede prevenir la picadura de medusa?

Básicamente evitando el contacto con estos animales, a pesar de la enorme atracción que producen recuerde que el contacto con ellos produce una picadura que puede ser muy peligrosa. Evite bañarse en zonas en las que se conoce su existencia.

¿Qué hacer ante una picadura de medusa?

Tras una picadura de medusa, retire inmediatamente, con la ayuda de una toalla, el resto de tentáculos urticantes. A continuación inmovilice la zona afectada, aplicándose, si es posible, compresas calientes.

Limpie la zona dañada con vinagre durante treinta minutos, para a continuación, rociar esta zona con agua.

Consulte a su médico, puesto que puede ser conveniente la aplicación de una crema de corticoides durante cinco a siete días.

RECUERDE

- La medusa es un animal gregario que es arrastrado hasta nuestras costas.
- El contacto con la medusa produce lesiones cutáneas.
- La mejor forma de evitar las lesiones por medusas es no tocarlas.
- La aparición de un shock anafiláctico por medusa es excepcional.
- Tras una picadura de medusa aplique compresas calientes y vinagre durante treinta minutos.
- Consulte a su médico, pues puede indicar un tratamiento con corticoides.

SABÍA USTED QUE...

- El cuerpo humano tiene el mismo número de vértebras que una jirafa.
- Hay más de 4.000 especies diferentes de medusas en el mundo.
- El músculo más ancho de nuestro organismo es el glúteo mayor, que se encuentra en las nalgas, mientras que el músculo más pequeño es el estribo, localizado en el oído.

PICADURAS DE INSECTOS

Las picaduras de insectos producen enrojecimiento, inflamación y dolor cutáneo en la zona de la picadura. Suele ser una afección frecuente con la llegada del verano, en las siguientes líneas abordaremos algunas de las picaduras más frecuentes, con algunas recomendaciones para reducir las posibilidades de padecerlas.

¿Qué tipo de lesiones cutáneas producen los insectos?

Habitualmente las picaduras de insectos producen irritación cutánea local que no tiene mayor tipo de trascendencia, se suele acompañar de enrojecimiento de la zona afectada y dolor.

Cuando la picadura se produce en lugares como párpados o labios, la hinchazón suele ser más importante, debido a que no hay zonas óseas en la profundidad.

¿Qué insectos pueden producir picaduras en nuestra piel?

Básicamente los insectos que pueden producir picaduras o mordeduras en nuestra piel pertenecen a una de estas familias:

- Dípteros: mosquitos y tábanos.
- Himenópteros: abejas y avispas.
- Arácnidos: arañas.
- Garrapata.

¿Cuáles son las picaduras de insectos más frecuentes?

En nuestro medio las picaduras de dípteros (mosquitos y tábanos) son las más frecuentes, mientras que las picaduras

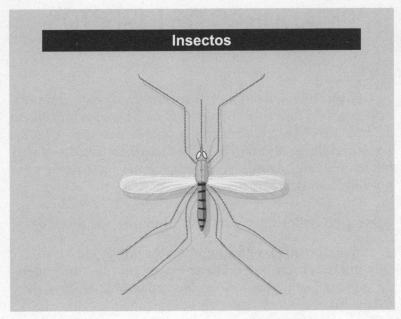

Insectos

de himenópteros (abejas, avispas y abejorros) suelen ser las más dolorosas.

¿Son iguales todas las picaduras de insectos?

Evidentemente, no. Cada insecto tiene una idiosincrasia propia, así, por ejemplo, los mosquitos afectan a zonas descubiertas de la piel, mientras que, por ejemplo, la pulga o los chinches, producen picaduras en zonas cubierta por ropa.

La picadura de abejas y avispas es mucho más dolorosa que la que producen los mosquitos, por otra parte, las abejas suelen dejar el aguijón clavado en nuestra piel, lo cual les provoca la muerte instantánea, mientras que las avispas no dejan el aguijón y pueden volver a picar.

¿Por qué razón duele la picadura de un insecto?

Cuando un insecto realiza una picadura o mordedura en nuestra piel, inyecta una serie de sustancias tóxicas para nuestro organismo, el cual se defiende mediante un proceso inflamatorio agudo.

¿Cuáles son las complicaciones más importantes de una picadura?

Se estima que tan sólo en un 3 por 100 de todas las personas pueden aparecer reacciones generalizadas graves, que, incluso, pueden desembocar en la muerte (reacciones anafilácticas).

Este tipo de complicaciones suelen ser producidas principalmente por las abejas y las avispas.

Las garrapatas pueden ser portadoras de enfermedades infecciosas, como la fiebre botonosa mediterránea, por lo que días después de la picadura puede aparecer fiebre, malestar general y/o lesiones cutáneas.

¿Cómo se pueden prevenir las picaduras?

Este es el aspecto más importante, la prevención de las picaduras. Es muy difícil realizar una prevención total frente a los insectos, pues, como ya hemos señalado, se encuentran en todas partes.

Se recomienda el empleo de prendas de vestir de color blanco, en contra de lo que muchas veces oímos a profanos, debido a que los insectos prefieren los colores oscuros y los estampados brillantes. Este hecho es muy bien conocido por los agricultores, los cuales suelen emplear prendas elaboradas con telas de algodón de colores claros.

En las habitaciones podemos colocar mosquiteros y emplear sustancias insecticidas, con las convenientes precauciones para evitar intoxicaciones.

Se debe evitar, en lo posible, el empleo de perfumes o lociones después del afeitado, debido a que estas fragancias suelen atraer a los insectos. Por otra parte, el empleo de aceites suele realizar una acción contraria, pues repele a los insectos: *deet* (dietil-metatoluamida) al 15-30 por 100. Su

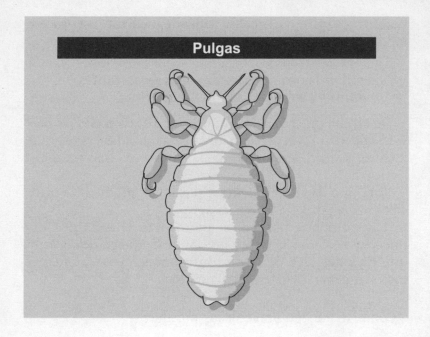

Pulgas

efecto suele prolongarse durante aproximadamente ocho horas.

Así mismo, en las ropas y/o mosquiteros podemos colocar sustancias repelentes a base de permetrina (2 por 100).

Respecto a las prevenciones frente a picaduras de abejas es conveniente seguir las siguientes recomendaciones generales:

- Evitar acercarse a panales de abejas.
- Ante la presencia de una abeja evite los movimientos bruscos.
- Antes de beber algún líquido azucarado, en la época estival, compruebe que no hay ninguna abeja en los bordes del recipiente.
- Evite caminar en áreas de floración.
- Ante la presencia de este insecto en su vehículo, apague el motor y trate de expulsarlo.

¿Qué debemos hacer tras la picadura de un insecto?

Cuanto más rápido actuemos sobre la picadura menor será la inflamación y el dolor de la misma.

En cuanto a las picaduras de abeja, lo primero que tenemos que hacer es retirar el aguijón, con precaución, evitando que se fragmente. Para ello emplearemos nuestras propias uñas o bien nos ayudaremos de algún adminículo (por ejemplo, unas pinzas o unas agujas estériles). Tras la extracción, hay que proceder al lavado de la picadura, con agua y jabón, seguido de un antiséptico.

No es conveniente que se exprima la zona ni que la frote, debido a que permite que las sustancias «inyectadas» por el insecto se difundan.

La inflamación se puede controlar mediante la aplicación de hielo o bien humedeciendo la zona de la picadura. Se desaconseja el empleo de pomadas locales, de «cualquier tipo».

En el supuesto de que se trate de la picadura de una garrapata, hay que extraerla con suavidad, evitando que se fragmente y parte quede dentro de la piel, lo cual podría producir un quiste.

En el supuesto de que nos encontremos en la naturaleza y no podamos realizar ninguna de estas medidas, bastará con mezclar tierra arcillosa y agua, formando una pasta, que aplicaremos sobre la picadura.

¿Cuándo consultar con un médico?

Si el paciente que ha sufrido una picadura comienza a presentar zonas cutáneas hinchadas (edemas), o bien salen numerosas ronchas (abones) y no puede respirar o hablar bien, debe consultar de forma inmediata con un médico.

¿Qué hacer frente a la picadura de una araña?

En el refranero castellano existe el dicho: «si te pica un morgaño en la cama un año». Los arácnidos son uno de los animales que tiene menos número de adeptos, existiendo un temor o una repulsión casi generalizada.

Prácticamente todas las arañas tienen algún tipo de veneno en su interior, si bien es cierto que tan sólo una pequeña proporción de estos insectos pueden producir síntomas preocupantes para nuestro organismo.

En España existen tres grupos principales de arañas: Epeira, araña buzo y la tarántula.

Hay una variedad en la región mediterránea (*Lactrodectus tredecemguttatus*), una pequeña araña de unos 10 mm de longitud, de cuerpo negro y cuyo abdomen tiene puntos rojos, cuya picadura produce mayor número de síntomas (dolor y picor intenso, que incluso se puede acompañar de dolor abdominal y sudoración).

El tratamiento de las picaduras de las arañas suele ser sintomático a base de analgésicos, corticoides y antihistamínicos.

¿Qué hacer frente a la picadura de un escorpión?

Mención especial merece la picadura del escorpión. Se trata de una arácnido relativamente frecuente en nuestro medio. Suele vivir en zonas húmedas de España y su picadura es venenosa, si bien, raramente llega a ser mortal.

En España hay dos variedades de escorpión: el escorpión doméstico (*Euscorpios italicus*) y el escorpión campestre (*Buthus occitanus*).

En el refranero castellano podemos leer: «nada da más picazón que el aguijón de un escorpión». Generalmente tras la picadura del escorpión el dolor se suele extender hacia toda la extremidad que ha sido picada. La zona de la picadura se enrojece, se eleva (pápula) y en ella podemos observar la zona en la que se ha producido la inoculación.

En niños pequeños y en ancianos el veneno puede alcanzar el torrente circulatorio y producir sudoración, taquicardia, hipotensión y obnubilación.

Lo más importante, como siempre, es evitar la picadura, para ello puede ser suficiente con este tipo de medidas:

- Evitar remover las piedras en aquellos lugares en que sospechemos su presencia.
- Utilizar un calzado adecuado y evitar caminar descalzos.
- Si hemos dejado ropa sobre el suelo, debemos sacudirla antes de vestirnos.

En el supuesto de que se haya producido la picadura, lo más importante es desinfectar y aplicar hielo sobre la herida, no frotando ni exprimiendo la zona de la picadura, para no favorecer la difusión del veneno. A continuación nos personaremos lo antes posible en un Servicio de Urgencias.

RECUERDE

- Los mosquitos son los insectos que con mayor frecuencia producen picaduras.
- Una picadura por insectos termina de forma excepcional en un shock anafiláctico.
- El mejor tratamiento frente a las picaduras es la prevención de las mismas.
- Todas las arañas portan sustancias venenosas.
- Tras la picadura de un insecto no se frote ni estruje la zona.
- Raramente las picaduras por escorpiones son mortales.
- Evite los colores oscuros para prevenir las picaduras de insectos.
- Los perfumes y las lociones de afeitados atraen a los insectos.
- Las abejas, a diferencia de las avispas, tan sólo pueden picar una vez.
- Tras una picadura de escorpión debemos acudir a un Servicio de Urgencias.

ECCEMA DE CONTACTO

El eccema de contacto es una enfermedad dermatológica caracterizada por una inflamación de la epidermis y de la dermis. El proceso inflamatorio puede ser agudo, subagudo o crónico, y se encuentra causado por agentes externos.

Clínicamente se manifiesta como prurito o sensación de quemazón en la piel.

¿A qué edad aparece con más frecuencia?

La edad de aparición no influye en la aparición de esta afección, puede producirse tanto en niños como en adultos o ancianos.

Las personas de raza negra son menos susceptibles a presentar esta enfermedad cutánea.

¿Está relacionada con alguna actividad profesional?

El eccema de contacto es una causa frecuente de incapacidad laboral.

¿Cuál es la causa del eccema de contacto?

Generalmente los pacientes afectos de esta enfermedad presentan un período de latencia, que varía entre pocos días y años, en el cual ha existido inicialmente un primer contacto con el agente que lo produce, para producirse posteriormente una reexposición.

¿Qué síntomas produce esta enfermedad?

Las duración de las lesiones puede ser desde días o semanas, en las formas agudas, hasta meses o incluso años, en las formas crónicas. Los pacientes aquejan prurito.

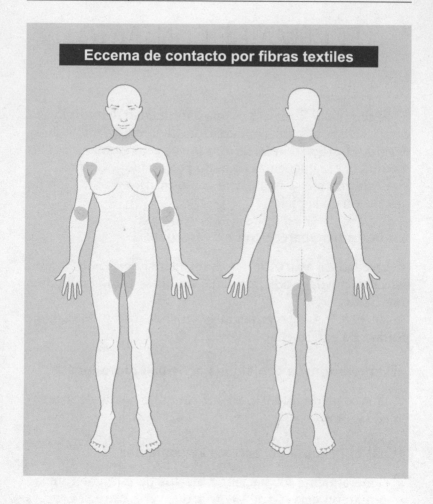

Eccema de contacto por fibras textiles

¿Cuáles son las principales características y la localización más frecuente de las lesiones?

En la forma aguda existen áreas de eritema y edema irregulares y muy mal delimitadas, en las que suelen aparecer de forma concomitante vesículas.

En la forma subaguda los pacientes presentan áreas de moderado eritema, con zonas de pequeña descamación superficial.

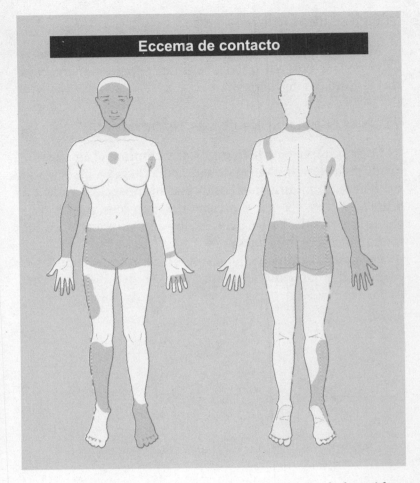

Eccema de contacto

En la forma crónica hay un engrosamiento de la epidermis (liquenificación) con incremento de la profundidad de los pliegues cutáneos y con distribución de forma paralela o romboidal.

¿Qué sustancias pueden producir eccema de contacto?

Son muy variadas desde alergenos aéreos, como por ejemplo, polen o sprays, hasta collares, ropas, pieles, tirantes, desodorantes, medallas de metal, ropa interior, etc.

¿Cómo se identifica?

Mediante pruebas de sensibilización en cualquier zona de la piel, se basa en que las lesiones cutáneas aparecerán tras el contacto del alergeno.

¿Cuál es el tratamiento de esta enfermedad?

Lo más importante es identificar y eliminar el agente que produce las lesiones dermatológicas. En la zona afectada se pueden realizar curas con compresas humedecidas cada 2 ó 3 horas. A medida que el eccema desaparece se puede aplicar una pomada de corticoides, si bien su eficacia en las fases iniciales es muy baja.

En aquellos casos en que existen las formas subagudas o crónicas el tratamiento se realiza a base de corticoides tópicos.

RECUERDE

- El síntoma más frecuente del eccema de contacto es el prurito (picor).
- Esta enfermedad puede aparecer a cualquier edad.
- Es frecuente que el eccema de contacto sea una causa de incapacidad laboral.
- Cualquier agente puede producir eccema de contacto.
- Una de las claves más importantes en el tratamiento del eccema de contacto es conocer y eliminar la sustancia responsable de las lesiones dermatológicas.
- En el tratamiento farmacológico se pueden emplear corticoides.

SABÍA USTED QUE...

- En las tumbas de los faraones se han encontrado frascos y recipientes con cosméticos.
- En un frasco encontrado en la tumba de Tutankhamon se encontraron perfumes y ungüentos formados por hasta siete clases diferentes de aceites vegetales.
- Las egipcias utilizaban el natrón como cosmético. El más apreciado era el natrón rojo, teñido con hierro, debido a que conseguían un matiz sonrosado, además de conseguir limpiar su fino cutis.
- En el papiro egipcio de Ebers aparecen recogidas numerosas composiciones, a base de aceite de ricino, para combatir la caída del cabello.

DERMATITIS ATÓPICA

La dermatitis atópica es una inflamación de la dermis y epidermis que se asocia a una historia clínica de fiebre del heno, asma o rinitis alérgica.

¿A qué edad es más frecuente la dermatitis atópica?

Esta enfermedad se suele iniciar hacia los dos primeros meses de edad, más del 50 por 100 de los casos aparecen en el primer año de vida.

La dermatitis atópica es discretamente más frecuente en los niños que en las niñas.

¿Existe predisposición genética?

En casi dos terceras partes de los casos existe una historia familiar o personal de rinitis alérgica, asma o fiebre del heno.

¿Cuáles son sus síntomas?

En la mayor parte de los pacientes las lesiones comienzan entre los dos y los doce años, el síntoma principal es el prurito, por lo que el rascado es constante.

Se produce un círculo vicioso entre rascado-erupción-prurito.

¿Qué es lo que produce el prurito?

El prurito está desencadenado por diversos factores, como los cambios de temperatura ambiental la lana o incluso el estrés.

¿Desaparece con la edad?

La norma es la remisión completa durante la infancia, si bien son frecuentes las recurrencias ocasionales durante la adolescencia.

En algunos pacientes la enfermedad persiste durante 15 a 20 años.

¿Es frecuente la asociación con otras enfermedades?

La enfermedad se acompaña, desgraciadamente, de asma o fiebre del heno en un elevado porcentaje, que algunos investigadores han llegado a cifrar en un 30-50 por 100.

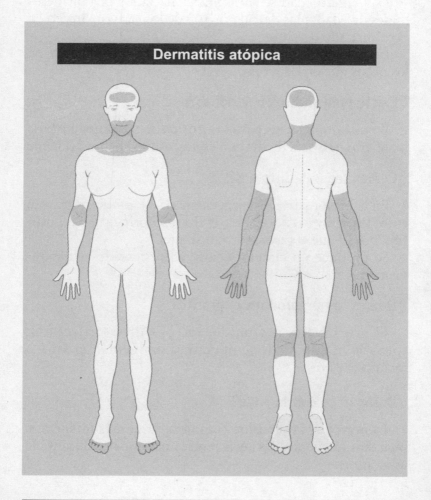

Dermatitis atópica

¿Tiene tratamiento esta enfermedad?

En la actualidad no existe ningún tratamiento curativo de la enfermedad. Las cremas son fundamentales para evitar la sequedad de la piel y, de esta forma, disminuir el prurito, cortando el círculo vicioso al que hacíamos anteriormente mención.

¿Qué es la dermatitis atópica del lactante?

La dermatitis atópica del lactante es la erupción cutánea más importante en los niños. Los lactantes afectos de esta enfermedad presentan la piel enrojecida con diminutas vesículas sobre una superficie edematosa y con abundantes costras.

Las lesiones cutáneas suelen aparecer fundamentalmente en la cara, con tendencia a respetar la boca, en el hueco de las rodillas (hueco poplíteo), en las muñecas y en las piernas.

¿Qué es la dermatitis atópica del adulto?

La dermatitis atópica del adulto es una enfermedad cutánea de tipo crónico que presenta diversas recurrencias en los adultos que han padecido, o no, dermatitis o asma durante la infancia.

Las lesiones cutáneas aparecen generalmente en cara, cuello, párpados, frente, muñecas y dorsos de pies y manos.

RECUERDE

- La dermatitis atópica es una inflamación de la epidermis y de la dermis.
- La dermatitis atópica suele aparecer en los primeros años de la vida.
- En un elevado porcentaje existen antecedentes familiares de dermatitis atópica.
- El síntoma principal de la dermatitis atópica es el prurito (picor).
- El prurito se suele intensificar con los cambios de temperatura ambiental.
- La norma es la resolución completa cuando el paciente alcanza la adolescencia.
- En un elevado porcentaje la dermatitis atópica se asocia a asma o a fiebre del heno.
- En la actualidad la dermatitis atópica carece de tratamiento curativo.
- En la dermatitis atópica del lactante las lesiones cutáneas suelen aparecer en la cara.
- En la dermatitis atópica del adulto las lesiones aparecen en cara, pies y manos.

SABÍA USTED QUE...

- Para combatir el mal olor corporal, los egipcios usaban unas bolas de incienso, que colocaban en los pliegues corporales. Se trata, sin lugar a duda, de los primeros desodorantes.
- Los egipcios disponían de numerosas variedades de aceites y grasas que les ayudaban a mantener la piel tersa y suave.

PITIRIASIS VERSICOLOR

La pitiriasis versicolor es una infección crónica de la piel producida por un hongo (micosis), denominado *Pityrosporum ovale*.

¿A qué edad es más frecuente esta enfermedad?

Suele aparecer generalmente en personas jóvenes.

¿Cuáles son los síntomas de la pitiriasis versicolor?

Esta afección se caracteriza por la aparición de lesiones maculosas (manchas) blanquecinas o marronáceas que no producen ningún tipo de síntomas, no duelen ni pican. Es frecuente que estas lesiones presenten descamación.

¿Dónde se localizan las lesiones cutáneas?

Habitualmente las lesiones de la pitiriasis versicolor se localizan en las axilas, ingles y en la parte alta del tronco, de forma excepcional en la cara.

¿Cuál es el tratamiento de la enfermedad?

Las lesiones suelen desaparecer en 2-3 semanas tras la aplicación de sulfuro de selenio (2 por 100), por la noche, sobre las lesiones.

¿Cuáles son las principales complicaciones?

La pitiriasis versicolor es una enfermedad benigna, que no deja ningún tipo de complicaciones, tras el tratamiento, desaparece tal y como apareció.

RECUERDE

- La pitiriasis es una infección crónica de la piel.
- Es una micosis producida por el *Pityrosporum ovale*.
- Produce lesiones maculosas (manchas) localizadas fundamentalmente en el tronco.
- Las lesiones no producen ningún tipo de síntomas.
- La pitiriasis versicolor suele aparecer generalmente en gente joven.
- No produce ningún tipo de complicaciones.
- El tratamiento de la pitiriasis versicolor consiste en aplicar sulfuro de selenio (2 por 100).

SABÍA USTED QUE...

- Cada persona tiene aproximadamente 50 trillones de células, cada una de las cuales consta de aproximadamente tantas moléculas como diez mil veces el número de estrellas que hay en la Vía Láctea.
- Las personas que viven en espacios sucios y sin higiene aspiran una media de 50.000 microbios por minuto.
- Aunque parezca increíble una persona de 60 kilogramos de peso tiene 10.000.000.000.000.000.000.000.000 átomos y 38 elementos químicos.

VITÍLIGO

El vitíligo es una enfermedad en la cual las células que fabrican la melanina de la piel, los melanocitos, son destruidos, por lo que aparecen manchas (máculas) blancas, decoloreadas.

Las lesiones producidas por el vitíligo pueden provocar grandes desórdenes de tipo psicológico, debido a su efecto antiestético, el cual es mucho más marcado, como es de suponer, en personas morenas.

En Chile, por ejemplo, en los últimos diez años, la incidencia de cáncer de piel se ha incrementado en un 100 por 100, debido a que es precisamente en ese punto geográfico en donde se ha localizado una de las mayores disminuciones de la capa de ozono.

¿Qué sustancia determina el color de la piel de nuestro organismo?

La melanina es una sustancia fabricada por los melanocitos de la piel, esta sustancia es la que determina el color de nuestra piel, de los cabellos y de los ojos.

¿Por qué se produce la enfermedad?

La causa por la cual el vitíligo aparece en una determinada persona es un misterio. En algunos casos las lesiones blanquecinas aparecen tras un estrés emocional o bien tras un traumatismo físico, como puede ser una quemadura.

Para explicar la aparición de la enfermedad los científicos han establecido, básicamente, dos teorías:

Teoría autocitotóxica

Los melanocitos son autodestruidos, es decir, se produce un «suicidio» de estas células, con lo cual cesa la producción de melanina.

Teoría inmune

Los melanocitos son destruidos por las células de nuestro sistema inmune, es decir, son reconocidas como sustancias ajenas a nuestro organismo.

Esta teoría tiene más adeptos, pues el sistema inmune reaccionaría contra otras partes del cuerpo, como son la glándula tiroides o las glándulas suprarrenales, por eso en algunas personas con vitíligo hay otras enfermedades asociadas.

¿Es una enfermedad peligrosa?

En primer lugar hemos de señalar que el vitíligo es una enfermedad de carácter benigno, que en la mayoría de los casos tan sólo constituye un problema de tipo estético.

Algunos pacientes con vitíligo tienen un mayor riesgo de padecer otro tipo de enfermedades, tales como:

- Afecciones de la glándula tiroides.
- Anemia perniciosa: se debe a un déficit de vitamina B_{12}.
- Alteración en el funcionamiento de las glándulas suprarrenales (enfermedad de Addison).
- Alopecia areata.

Por este motivo toda persona con vitíligo debe realizarse una analítica completa en la que se incluyan hormonas tiroideas.

¿Cuántos tipos de vitíligo se conocen?

Los dermatólogos distinguen varios tipos de vitíligo:

Vitíligo completo o universal

Es la forma más severa, la despigmentación cutánea afecta a prácticamente la totalidad de la superficie corporal, si bien suelen existir pequeñas zonas de piel de coloración normal.

Vitíligo ocular

Este tipo de afectación se produce a nivel del iris y/o la retina ocular, afecta a una proporción muy variable de pacientes, los cuales no suelen presentar ningún tipo de síntomas.

Vitíligo segmentario
La falta de coloración cutáneo sigue la distribución de las raíces nerviosas.

Halo nevus
No es infrecuente que un paciente que desarrolla esta enfermedad refiera haber presentado lunares (nevus) con un halo blanco, periférico, alrededor del mismo, que con el paso del tiempo ha producido la destrucción del lunar.

¿En qué zonas del cuerpo aparecen las lesiones?

Las lesiones cutáneas características del vitíligo pueden aparecen en cualquier parte del cuerpo, si bien son más frecuentes en:

- Cara, cuello, párpados, nariz, pezones, ombligo y genitales.
- Pliegues del cuerpo: axilas e ingles.
- Zonas de nuestra piel que han sufrido anteriormente un traumatismo, como puedan ser las zonas con cortes, rascaduras e incluso quemaduras.
- Alrededor de los lunares pigmentados.
- Pelo, aparece en forma de canas en el cuero cabelludo o en la barba.
- Retina de los ojos.

¿Se puede curar el vitíligo?

Hasta hace muy poco tiempo esta enfermedad era incurable. Recientemente se han incorporado en el arsenal terapéutico unas cabinas bronceadoras con rayos ultravioleta, de esta forma, se favorece la pigmentación de las áreas en que aparecen las lesiones decoloreadas.

El tratamiento del vitíligo, en la actualidad, se sustenta en tres pilares básicos:

Tratamiento restaurador del pigmento
Se trata de un proceso de repigmentación, mediante la radiación ultravioleta ya comentada.

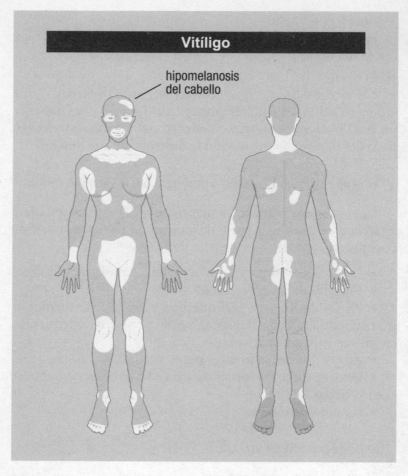

Tratamiento con fármacos que favorecen la repigmentación

Se basa en el mismo fundamento que el punto anterior. En el mercado disponemos de numerosas cremas que favorecen la pigmentación, comentaremos brevemente algunas de ellas.

El tratamiento más empleado es la administración de un fármaco conocido como psoraleno, su administración se acompaña de la explosión ulterior a la radiación ultravioleta A, por este motivo, el tratamiento se denomina *puva* (psoraleno+*uva*).

También disponemos de otros tratamientos:

• Crema de cortisona. Esta crema se aplica en días alternos, cada doce horas, en las zonas blanquecinas de la piel. Al día siguiente es preciso aplicar *Hidraderm* leche corporal para prevenir el daño cutáneo que producen los corticoides a largo plazo.

• Injertos cutáneos. Los injertos cutáneos sobre las zonas no repigmentadas pueden ser de utilidad en aquellos pacientes en los que han fracasado otros tratamientos. Hay que tener presente que pueden producir pérdida de la sensibilidad en esa zona.

• Vitaminas. Hay ciertas vitaminas, como la vitamina A, C y B_{12}, que favorecen el proceso de repigmentación cutáneo, por lo que pueden emplearse, de forma intermitente, bien como inyecciones o bien como cápsulas.

• Melagenina. Esta sustancia se extrae de la placenta humana y, a raíz de unos resultados realizados en Cuba, está teniendo mucho éxito entre pacientes con vitíligo.

• Primuvit. Está formada por sustancias que regulan la producción de prostaglandinas, las cuales participan en la modulación de las alteraciones inmunológicas que se producen en esta enfermedad.

Se trata de un producto de origen natural y que debe ser empleado durante períodos prolongados (años).

Por último, queremos señalar que todos estos productos deben ser prescritos por un dermatólogo, pues no están exentos de efectos secundarios. Así mismo, hay que tener presente que no todos los pacientes son candidatos al proceso de repigmentación.

Un candidato ideal para este tipo de tratamiento es aquel que:

• La historia de enfermedad se remonta al menos a cinco años de duración. Cuando el tratamiento de repigmentación se realiza en pacientes que tienen vitíligo desde hace menos de cinco años los resultados no son tan satisfactorios.

• El tratamiento mínimo para comenzar un tratamiento de repigmentación son los diez años, debido a que hasta esa edad no se completa el desarrollo del cristalino.

• Los pacientes jóvenes responden mejor que los pacientes mayores.

• El tratamiento en mujeres embarazas comporta graves riesgos para el feto.

Tratamiento destructor del pigmento

El paciente es sometido a un proceso de despigmentación, en el cual se «decolorea» el resto de la piel, para que toda ella tenga el mismo color.

Este tipo de tratamiento se recomienda a personas en las que la enfermedad afecta a más del 50 por 100 de sus áreas expuestas al sol, en ellas, por razones que todos podemos comprender, es más fácil blanquear las zonas que tienen color normal.

Los dermatólogos emplean cremas que contienen un compuesto denominado monobenzil éter de hidroquinona. Los resultados terapéuticos son satisfactorios en un elevado porcentaje de los pacientes.

Los pacientes con vitíligo sometidos a la despigmentación deben evitar a partir de ese momento la exposición a las radiaciones solares, empleando ropa adecuada y protegiendo su piel con filtros solares, con un factor de protección superior a 15.

RECUERDE

- En el vitíligo los melanocitos no fabrican la melanina.
- Las lesiones características de esta enfermedad pueden aparecer en diversas zonas de la piel.
- En un porcentaje no desdeñable de los enfermos con vitíligo aparecen otras enfermedades, fundamentalmente endocrinológicas, asociadas.
- En la actualidad se desconocen cuáles son las causas exactas que desembocan en la aparición de la enfermedad, si bien se sospecha la existencia de una alteración del sistema inmunitario, como causa principal.
- Existen diversos tratamientos encaminados a «igualar» el color de toda la piel de estos pacientes.
- El color de la piel se encuentra determinado por la melanina.
- Hay varias formas de vitíligo, siendo la más grave la completa o universal, en la que la despigmentación afecta a la práctica totalidad del cuerpo.
- Hay numerosos medicamentos que favorecen el proceso de despigmentación de la piel, no carecen de efectos secundarios, por lo que es conveniente que consulte a su dermatólogo antes de utilizarlos.
- El tratamiento basado en la despigmentación tan sólo debe realizarse en aquellos pacientes en los que el vitíligo afecte a más del 50 por 100 de la áreas de la piel expuestas al sol.
- El tratamiento con *puva* se basa en la asociación de psoralenos y radiación ultravioleta de tipo A.

SABÍA USTED QUE...

- Si recortásemos la piel de nuestro organismo y la extendiésemos ocuparía una extensión de aproximadamente 1,5 m^2, una extensión similar a la de una toalla grande de baño.

- En las últimas décadas se ha incrementado el número de enfermedades relacionadas con la piel, debido a la disminución de la capa de ozono.

- Entre 100.000 y 200.000 pelos recubren nuestro organismo.

- Los pelirrojos tienen aproximadamente 90.000 cabellos, los morenos unos 105.000 y los rubios más de 130.000.

- El cuero cabelludo fabrica aproximadamente tres millones de cabellos en la vida de un varón y aproximadamente un millón de cabellos en la vida de una mujer.

- Los buitres son calvos para protegerse de las infecciones, quedando así los microorganismos expuestos al sol y a la deshidratación.

- Las uñas crecen a un ritmo de 0,15 mm/día y que el crecimiento de las uñas de las manos es más rápido que el de las uñas de los pies.

SARNA

La sarna o escabiosis es una enfermedad cutánea contagiosa, producida por un ácaro (insecto) de pequeño tamaño denominado *Sarcoptes scabiei*.

Esta enfermedad aparece en cualquier parte del mundo y puede afectar a todo tipo de personas, de todas las edades, razas y grupos, si bien suele ser adquirida por personas que mantienen numerosas relaciones sexuales en medios precarios.

¿Cómo es el Sarcoptes scabiei?

Se trata de un ácaro de ocho patas que presenta cabeza, tórax y abdomen unidos, sin segmentación externa. De su parte anterior sobresale un aparato bucal, mientras que en su parte dorsal tiene espinas y pelos.

Este ácaro es de muy pequeño tamaño: la hembra mide entre 330 y 450 micras de largo, mientras que el macho mide entre 200 y 240 micras, este pequeño tamaño hace que apenas pueda ser visto a simple vista, necesitando para ello la ayuda de un microscopio.

¿Cómo se transmite la sarna?

La sarna se transmite a través del contacto humano, fundamentalmente a través del contacto sexual, aunque no siempre.

Así mismo, puede contraerse al compartir ropas, sábanas o toallas de un paciente afecto de esta infección. Tenga presente que todos podemos contraer la sarna, si bien es más frecuente en los lugares en los que las personas viven hacinadas y con mala higiene.

Diversos estudios han demostrado que, dentro de una misma familia, son los niños de menos de dos años los que presentan mayor riesgo de padecer la enfermedad, seguidos de las madres y hermanos mayores.

¿Cuánto tiempo transcurre habitualmente desde que entramos en contacto con el ácaro hasta que desarrollamos los síntomas?

Puede pasar hasta un mes antes de que una persona infectada por el ácaro presente el picor o note la inflamación de los surcos, esto se debe a que el período de incubación del ácaro es de seis a ocho semanas.

¿Cuáles son los síntomas de la sarna?

Los pacientes afectos de sarna presentan picor, que suele ser el síntoma que aparece en primer lugar, especialmente durante la noche, junto con la aparición de «rayas» en forma de lápiz a nivel de la piel, así como todo tipo de raspaduras.

Los ácaros forman unos túneles que suelen ser difíciles de ver, suelen aparecer fundamentalmente en la cara interna de las muñecas, los costados de los dedos y el tejido que los une. También es frecuente que aparezcan en los pezones o en las nalgas. El 60-80 por 100 de las lesiones cutáneas se localizan en manos y pies.

Los ácaros también tienden a «esconderse» bajo los anillos, brazaletes o las pulseras del reloj.

En aquellos casos en los que la enfermedad se ha transmitido a través del contacto sexual, los túneles aparecen en el abdomen, nalgas, muslos o en la región genital.

El picor es más intenso tras hacer ejercicio, después de una ducha o de un baño caliente, o bien cuando el paciente entra en la cama.

La existencia de picor en varios miembros de la familia es un dato muy importante para sospechar la existencia de sarna.

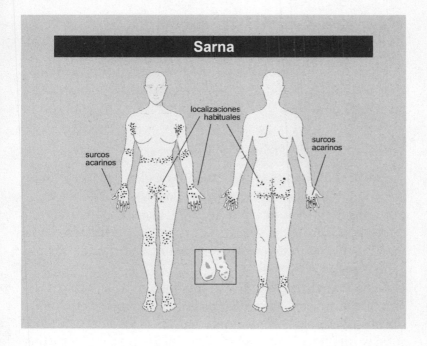

Sarna

localizaciones habituales

surcos acarinos

surcos acarinos

Por otra parte, la existencia de irritabilidad o cansancio en un niño puede ser el primer síntoma que aparece, producido por la falta de sueño, secundaria al picor.

¿Qué es la sarna noruega?

La sarna noruega es la enfermedad más grave de sarna, también recibe el nombre de sarna costrosa. Afecta a grandes superficies de la piel, especialmente a nivel de manos y pies, en donde aparecen costras que ocultan a miles de ácaros vivos y a sus huevos.

Esta variante de sarna suele aparecer en ancianos y en personas que tienen afectación del sistema inmune como puedan ser los pacientes infectados por el virus de la inmunodeficiencia humana (VIH).

La sarna noruega tiene un mayor riesgo de infección que la sarna convencional.

¿Cómo se puede prevenir la aparición de la enfermedad?

La prevención de la sarna se basa en evitar el contacto con personas infectadas, o bien evitar compartir vestimentas o ropa de cama.

¿En qué consiste el tratamiento?

Hasta el momento el tratamiento de elección es eliminar la infección, para ello los pacientes con sarna se deben aplicar cremas y lociones por todo el cuerpo con lindane, durante toda la noche y lavarse de forma concienzuda por la mañana. El tratamiento se debe prolongar durante cuatro a ocho días.

El hecho más importante del tratamiento de la sarna es eliminar al ácaro, por ello deben recibir el tratamiento todos los miembros afectos de una familia, tengan ya los síntomas o no.

Hay que tener presente que el lindane no debe ser utilizado por los niños pequeños, mujeres embarazadas o lactantes. Antes de utilizarlo consulte a un especialista.

Así mismo, se deben cambiar y lavar todas las prendas de vestir, así como la ropa de cama, debido a que el ácaro se puede quedar anclado entre los pliegues de las prendas.

No es necesario lavar las alfombras o la tapicería, por otra parte, el ácaro que no se alimenta en el plazo máximo de una semana fallece inevitablemente.

¿Cómo disminuir el picor?

El picor o prurito que aparece con la infección del *Sarcoptes scabiei* desaparece a medida que se realiza el tratamiento señalado, puede ser minimizado empleando lociones de calamina o bien paños húmedos.

Tenga en cuenta que el prurito puede persistir durante una o dos semanas tras la erradicación exitosa del ácaro de su piel. Sea paciente, con el tiempo el picor desaparecerá, lo más importante es acabar con el ácaro.

¿Cuáles son las principales complicaciones de la enfermedad?

La sarna es una enfermedad benigna, que carece prácticamente de complicaciones, únicamente puede producir una infección cutánea secundaria, debido a los múltiples arañazos que ocasiona el intenso prurito.

¿Qué puedo hacer si pienso que tengo sarna?

Si usted piensa que tiene sarna consulte inmediatamente a su médico de cabecera o a su dermatólogo, será el especialista el que deba confirmar el diagnóstico antes de iniciar un tratamiento.

¿Qué debo hacer en caso de tener sarna?

Lo más importante que debe tener presente toda persona con sarna es tratar de evitar el contagio a otras personas, para ello asegurarse de lavar diariamente ropas y sábanas, evitar mantener relaciones sexuales y advertir a cualquier persona con la que se haya mantenido un contacto estrecho los días previos.

Hay que tener presente que la sarna no es una enfermedad de transmisión sexual, por lo que mantener relaciones sexuales con preservativos no evita su aparición.

¿Debo tratar también a mi perro o a mi canario?

El tratamiento de la sarna no incluye el tratamiento de las mascotas.

RECUERDE

- La sarna o escabiosis es una enfermedad contagiosa transmitida por el *Sarcoptes scabiei*.
- Se trata de una infección que puede afectar a cualquier persona, si bien el hacinamiento y la falta de higiene propician su aparición.
- El síntoma más importante es el prurito o picor.
- Debe sospecharse en toda familia en la que sus miembros presentan picor y lesiones de rascado en muñecas o pies.
- El picor se intensifica con el calor, el ejercicio o con la ducha.
- La sarna noruega es una variante mucho más grave e infrecuente, que suele aparecer en pacientes inmunodeprimidos o ancianos.
- Ante la más mínima sospecha de sarna consulte a un especialista.
- La sarna tiene un tratamiento efectivo a base de lindane.
- El tratamiento de la sarna incluye el lavado de ropas y sábanas.
- Si tiene la sarna comuníqueselo a su compañero/a sexual y evite la propagación de la infección.

SABÍA USTED QUE...

- Anualmente se producen en el mundo más de 300 millones de casos de sarna.
- El ácaro de la sarna puede desplazarse a 1 pulgada por minuto bajo la piel.
- El peso total de la piel de nuestro organismo es de aproximadamente 2-3 kg, por término medio.

LEPRA

La lepra es una enfermedad cutánea que se conoce también como enfermedad de Hansen, «mal de la sangre», «mal encerrado de San Antonio» o de «San Lázaro».

Es causada por un agente infeccioso, el *Mycobacterium leprae*.

El *Mycobacterium leprae* es un bacilo, pertenece a la misma familia que el bacilo responsable de la tuberculosis, con predilección por infectar la piel.

¿Desde cuándo existe lepra en el mundo?

La lepra es una enfermedad milenaria, en el Levítico del Antiguo Testamento aparecen referencias a esta infección: «... cuando tenga uno en su carne alguna mancha escamosa, o un conjunto de ellas, o una mancha blanca, brillante (...) su carne la plaga de la lepra (...) es impuro y habitará solo...»

En el Levítico se indica qué hacer ante la aparición de una lesión sospechosa: «... acudirá a Aarón sacerdote, o a uno de sus hijos, sacerdotes (...) el sacerdote examinará la plaga de la piel de la carne (...) recluirá al enfermo por siete días y pasado este término lo examinará de nuevo...»

Durante muchos siglos diversas afecciones cutáneas fueron catalogadas como lepra. En el siglo II la enfermedad se extendió por todo el Imperio Romano. En el año 583, en el Concilio de Lyon, se estableció la creación de las primeras leproserías. Estos establecimientos también recibieron el nombre de lazaretos, debido a que una de las primeras leproserías estuvo ubicada en la isla de San Lázaro, en Venecia.

Inicialmente las leproserías estaban constituidas por un pequeño conjunto de cabañas alrededor de una capilla, con el paso del tiempo se construyeron, en las principales vías de comunicación, y se convirtieron en verdaderas ciudades.

Durante la Edad Media, el leproso es considerado un impuro, ha adquirido la enfermedad por castigo divino, por lo cual debe ser apartado de la sociedad para evitar que mantenga contacto con otras personas y, de esta forma, les transmita la enfermedad.

La lepra se convierte en causa de separación matrimonial y se prohíbe al cónyuge del enfermo contraer nuevo matrimonio, puesto que durante mucho tiempo se consideró a la lepra como una enfermedad venérea o de transmisión sexual.

El presunto enfermo, antes de ingresar en una leprosería debía superar un tribunal médico, el cual le condenaba o le absolvía. En el primer caso recibía un documento que acreditaba su enfermedad, de esta forma se evitaba que las leproserías fueran «conquistadas» por vagabundos y gentes de mal vivir.

A partir del momento en que una persona era etiquetada de leproso debía utilizar una vestimenta gris y tocar una matraca o campanilla, para anunciar su presencia. La matraca estaba formada por cuatro palos de madera que producían un ruido característico.

En el interior de las leproserías los enfermos reunían todos sus bienes y elegían a un maestro, para que les «guiará» por el buen camino.

En el siglo XII, con el floreciente desarrollo de las Cruzadas contra los infieles, la enfermedad se extiende por toda Europa, deja de ser un castigo divino y se convierte en una «enfermedad santa».

En el siglo XIII la lepra siguió en aumento constante, hasta el punto que tan sólo en Francia hay registradas más de 2.000 leproserías.

En 1120 se funda la Orden de San Lázaro, en Jerusalén, su objetivo es ocuparse del cuidado de los leprosos. Algunos años más tarde se celebra el III Concilio de Letrán, a partir de ese momento la lepra deja de ser motivo de divorcio.

El médico papal de Aviñón, Guy de Chauliac (1300-1368), propugnaba que la enfermedad se curaba con purgantes y dieta, desaconsejando el empleo de las populares sangrías. Este médico elaboró una curiosa receta llamada «serpientes al vino».

El gran paso en el tratamiento de la lepra lo realizó el doctor Armauer Hansen, de Noruega, en el siglo XIX, con el descubrimiento del agente infeccioso que producía la lepra.

¿En qué zonas del planeta se concentra el mayor número de pacientes afectos de lepra?

En la actualidad la enfermedad se localiza principalmente en el Tercer Mundo, se estima que el 80 por 100 de los pacientes con lepra que hay en el mundo se encuentran en África, India, Blangladesh y Nepal. Hay que tener presente que es una enfermedad crónica, lo que en términos médicos se denomina «endémica», en países sudamericanos y en algunas islas del océano Pacífico.

¿Cómo se adquiere la enfermedad?

La lepra es una enfermedad contagiosa, se sabe que aproximadamente el 50 por 100 de los pacientes leprosos ha estado en contacto, al menos en una ocasión, con un paciente afecto de lepra lepromatosa, la variante infecciosa, como luego veremos.

La lepra es una enfermedad con un período de incubación muy largo, entre uno y siete años, esto quiere decir que la aparición clínica o sintomática de la enfermedad se puede demorar mucho tiempo, por término medio de cuatro a ocho años.

La forma de transmisión de la lepra es a través del contacto humano. El agente penetra por la piel o por las fosas nasales y se contagia a través de la saliva, moco o estornudos, o bien por las ulceraciones de la piel de un paciente con lepra que no tiene tratamiento.

¿Se adquiere la enfermedad por saludar o tocar a un paciente con lepra?

Como ya se ha indicado el índice de contagiosidad, al contrario de lo que se creía antiguamente es muy bajo, por lo que la enfermedad no se transmite al tocar, abrazar o saludar a un paciente leproso.

Para adquirir la enfermedad es preciso una convivencia prolongada con un leproso que no tenga ningún tipo de tratamiento dirigido contra la enfermedad.

¿Todas las personas que entran en contacto con el agente infeccioso desarrollan la enfermedad?

Afortunadamente no todas las personas que entran en contacto con el *Mycobacterium leprae* desarrollan la enfermedad ni se convierten en leprosos contagiosos.

¿Qué tipos de lepra existen?

Los dermatólogos distinguen tres tipos de lepra diferentes: lepra lepromatosa, lepra tuberculoide y lepra limítrofe.

En la lepra lepromatosa el paciente presenta lesiones cutáneas elevadas, bien en forma de nódulos o de pápulas, suelen ser múltiples, es raro que tan sólo exista una lesión, y suelen aparecer enrojecidas (eritematosas) y de aspecto brillante.

Las lesiones, habitualmente, son simétricas y no producen escozor ni picor (prurito). La mayoría de estos pacientes pierden el vello corporal, especialmente a nivel de las cejas y de las pestañas, y, por otra parte, suelen presentar una pérdida de la sensibilidad de la parte del cuerpo afectada por lesión de los nervios encargados de recoger esas sensaciones (en términos médicos se conoce como neuropatía periférica).

En la lepra tuberculoide, a diferencia del tipo anterior, los enfermos tienen muy pocas lesiones, incluso pueden tener tan sólo una lesión cutánea. En lugar de ser elevada, tal y como aparece en la lepra lepromatosa, las lesiones son planas, de color blanquecino (máculas hipopigmentadas) y el paciente aqueja que no siente ningún tipo de estímulos en esa zona, es decir, ha perdido la sensibilidad cutánea. Estas lesiones no pican ni duelen.

La lepra limítrofe, como su propio nombre indica, es una variante intermedia que puede evolucionar hacia cualquiera de los dos tipos anteriores.

¿Cómo se realiza el diagnóstico?

Cuando un paciente presenta las lesiones previamente descritas, existiendo una sospecha clínica de que pueda tratarse de lepra, la confirmación diagnóstica se realiza mediante una biopsia cutánea de la zona afectada.

¿Cuáles son las principales complicaciones de la enfermedad?

La lepra, desgraciadamente, afecta a las estructuras nerviosas, provocando la pérdida de la sensibilidad de la zona afectada. Generalmente suele afectar al nervio cubital, encargado de recoger la sensibilidad del cuarto y quinto dedo de la mano, por lo que los pacientes no son capaces de reconocer ningún estímulo a este nivel y la mano adquiere una deformidad característica, que recibe el nombre de «mano en garra», porque se asemeja a la garra de los animales.

La pérdida de la sensibilidad cutánea suele ser fundamentalmente al frío, al calor, al dolor y al tacto fino, por lo que los enfermos pueden presentar lesiones cutáneas importantes por alguno de estos agentes físicos (calor, frío, traumatismos).

La lepra lepromatosa puede afectar a la nariz y a los pabellones auriculares, produciendo unas lesiones características, que en términos médicos se conoce como «nariz en silla de montar».

Por otra parte, no es infrecuente la aparición de infecciones en las regiones que han sufrido traumatismos, con la posterior evolución a la ulceración.

La enfermedad también puede afectar a los ojos, desarrollando glaucoma, iritis, queratitis, cicatrices y, lo que es más grave, la pérdida irreversible de la visión.

¿Tiene tratamiento la lepra?

Afortunadamente la lepra tiene tratamiento médico, a base de antibióticos específicos dirigidos contra el agente infeccioso.

El fármaco más empleado se denomina dapsona, también hay otros fármacos como son la rifampicina, la clofazimina, la etionamida, la minociclina, la claritromicina o el ofloxacino.

Habitualmente los pacientes afectos de lepra suelen recibir varios fármacos de forma conjunta y el tratamiento se prolonga durante varios meses.

Un aspecto muy importante del tratamiento de la enfermedad es que una persona deja de ser infecciosa, es decir, no supone un «riesgo de contagio» para las personas que la rodean, a partir del tercer o cuarto día de iniciado el tratamiento frente a la enfermedad.

¿Existe vacuna contra la lepra?

En la actualidad no disponemos de ninguna vacuna contra la lepra, sin embargo, esta enfermedad es curable empleando los medicamentos señalados en la pregunta anterior.

¿Cómo se puede prevenir la lepra?

Todos los expertos coinciden en que la mejor forma de prevención de la enfermedad es el diagnóstico precoz de la misma, seguido del tratamiento correcto.

RECUERDE

- La lepra es una enfermedad contagiosa producida por un bacilo de la misma familia que el bacilo de la tuberculosis.

- El contagio de la lepra no es instantáneo, es preciso que exista una convivencia prolongada con un paciente leproso no tratado.

- El contagio se produce a través de estornudos, moco o saliva.

- La lepra es una enfermedad curable, existen en el mercado diversos fármacos con eficacia demostrada.

- En la actualidad no se dispone de ninguna vacuna contra la enfermedad.

- La lepra no sólo afecta a la piel, sino que también destruye las fibras nerviosas que recogen la sensibilidad.

- El diagnóstico de la enfermedad se realiza mediante la biopsia de lesiones cutáneas que hacen sospechar la existencia de lepra.

- Hay tres tipos de diferentes de lepra, cada uno de ellos con unas características propias.

- El período de incubación de la enfermedad es muy largo, por lo que puede pasar mucho tiempo desde que se entró en contacto con el agente infeccioso hasta que aparecen los primeros síntomas de la enfermedad.

- No todas las personas que entran en contacto con el *Mycobacterium leprae* desarrollan la enfermedad.

SABÍA USTED QUE...

- Se calcula que en la actualidad hay más de 10.000.000 de personas afectas de lepra en el mundo.
- En el mundo hay más de 4.000.000 de personas con secuelas por la lepra.

CÁNCER DE PIEL

El cáncer de piel es más frecuente de lo que se sospecha, siendo su diagnóstico relativamente sencillo, puesto que tan sólo basta la revisión de nuestra piel para alertar a un dermatólogo.

Las radiaciones solares son necesarias para la correcta salud de nuestro organismo, pero si no se toma con moderación ni con la protección adecuada pueden producir daños irreversibles en nuestra piel. El efecto de los rayos de sol sobre nuestra piel es el responsable tanto de las quemaduras solares como del fotoenvejecimiento y de los tumores cutáneos, por el efecto acumulativo de las radiaciones.

¿Es frecuente el cáncer de piel?

Hace 50 años el diagnóstico de cáncer de piel era excepcional, el cambio del estilo de vida ha propiciado que su incidencia se haya incrementado notablemente.

El cáncer de piel es el más frecuente de todos los tipos de tumores que aparecen en nuestro organismo. Se estima que anualmente, y tan sólo en Estados Unidos, 800.000 personas son diagnosticadas de cáncer de piel. El cáncer de piel representa aproximadamente un 10 por 100 de todos los cánceres.

En España el cáncer de piel no-melanoma representó el 0,6 por 100 de todas las defunciones por cáncer en 1995, con una tasa de mortalidad del 1,3 por cada 100.000 habitantes.

En los últimos años la incidencia de cáncer de piel tipo melanoma se ha incrementado de forma espectacular, multiplicándose por 3,3 veces para los varones y por 2,5 para las mujeres.

¿A qué edad aparece el cáncer de piel?

Existen tres tipos diferentes de cáncer de piel, como luego veremos, cada uno de ellos tiende a aparecer a una determinada edad, si bien la mayoría de los tumores cutáneos aparecen en personas mayores de treinta años.

¿Por qué se produce el cáncer de piel?

Existe una relación directa entre la exposición solar y la aparición de cáncer de piel, siendo este el factor principal que predispone a su aparición.

¿Cómo se puede prevenir el cáncer de piel?

Una vez que conocemos cuál es el factor que más directamente se encuentra implicado en su aparición es fácil llevar a cabo una prevención eficaz.

La población que tiene más riesgo de padecer un cáncer de piel es aquella a la cual los dermatólogos clasifican como tipo I, es decir, personas de piel blanca, ojos y cabellos claros, que no se broncean nada o muy poco tras la exposición solar. Son personas que nunca se ponen morenos y que anualmente sufren los efectos de las quemaduras solares sobre su piel.

Otro tipo de personas que tienen que tener especial cuidado son aquellas que por su profesión reciben de forma mantenida los efectos del sol sobre su piel, tal es el caso de agricultores, ganaderos o pescadores.

Para evitar los efectos nocivos de la radiación ultravioleta es conveniente seguir los siguientes consejos:

• Utilizar sombreros anchos, de esta forma no sólo protegerá la cabeza sino también parte de la piel de nuestro rostro.

• Utilizar ropa de colores oscuros, que absorben mayor cantidad de radiación ultravioleta.

• Emplear de forma regular protectores solares con pantalla física y química, que sean cosméticamente aceptables, es decir, que no sean irritantes, que no se vean y que no favorezcan la aparición de acné (que no sean comedogénicos). No hay que tratar de broncearse de forma rápida durante los primeros días de nuestras vacaciones, adquiera la norma de broncearse de forma progresiva.

• Utilizar gafas de sol para proteger los ojos, cuyos cristales filtren entre el 50-90 por 100 de las radiaciones solares.

• Evitar la exposición solar cuando es más intensa, es decir, entre las diez de la mañana y las dos del mediodía, incluso en los días nublados.

Los recién nacidos y los bebés menores de cinco meses no deben exponerse bajo ningún concepto a las radiaciones solares.

¿Cuándo hay que aplicarse los protectores solares?

Las lociones protectoras solares actúan absorbiendo la radiación ultravioleta, en lugar de reflejarla, de esta forma, evitan que las radiaciones nocivas penetren en profundidad en nuestra piel.

Los rayos ultravioleta A (UVA) destruyen la elastina cutánea, favoreciendo el engrosamiento (arrugas) y agrietamiento de la piel. Los rayos ultravioleta B (UVB) favorecen la aparición de quemaduras y del temido cáncer de piel.

Debemos utilizar los protectores solares veinte minutos antes de la exposición solar o del baño y aplicarlos sobre nuestra piel cada dos a seis horas.

¿Qué significa el número de los protectores solares?

A mayor número indica que la protección solar es superior, los expertos recomiendan en la actualidad productos con un factor de protección solar (FPS) no inferior a 15.

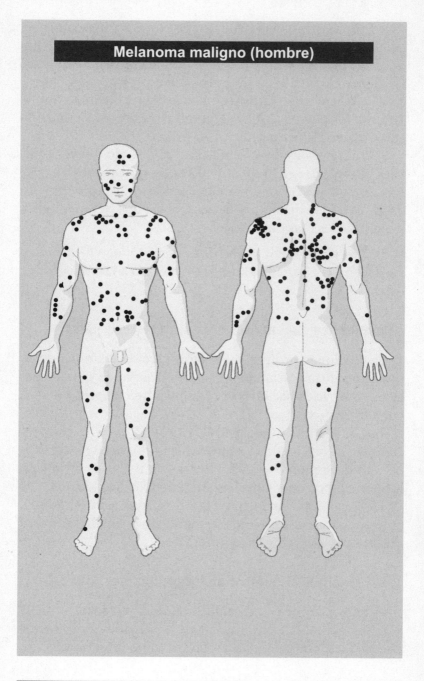

Melanoma maligno (hombre)

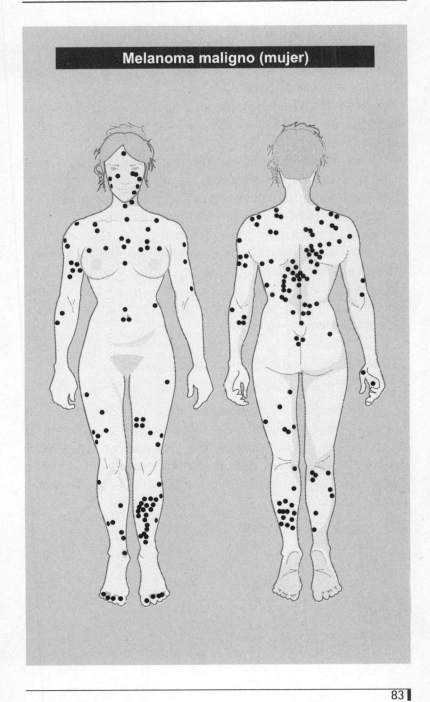

Melanoma maligno (mujer)

El número representa el nivel de protección que confiere frente a las quemaduras solares, así un factor 15 bloquea un 93 por 100 la radiación ultravioleta, mientas que un factor 30 bloquea un 97 por 100 dicha radiación.

Según estas cifras, en aquellas personas que emplean un factor 15, un 7 por 100 de las radiaciones ultravioletas llegan hasta su piel.

En las zonas más sensibles de nuestra piel, como son la nariz y los labios, es conveniente usar siempre una protección solar elevada, de esta forma se evita la aparición de arrugas, quemaduras y las temidas manchas solares.

Por otra parte, no todos los bronceadores tienen la misma eficacia, los más eficaces son los compuestos por elementos físicos (como el dióxido de titanio) y químicos. Los bronceadores elaborados por elementos físicos forman una pantalla que refleja la radiación solar, impidiendo, de esta forma, que penetre en la piel.

¿Cómo se puede detectar de forma precoz el cáncer de piel?

De forma rutinaria debemos realizar un autoexamen de nuestra piel, buscando si ha habido algún cambio en la misma. ¿Cada cuánto tiempo debemos realizarlo? Convendría que lo hiciésemos cada dos o tres meses, con la ayuda de un espejo y prestando especial atención en algunas zonas de nuestra piel:

- Pabellones auriculares.
- Labios.
- Nariz.
- Cuello (zona posterior).
- Brazos.
- Tórax.
- Piernas.
- Manos.

Debido a que estas zonas son las más expuestas al sol y, por lo tanto, las localizaciones más frecuentes de cáncer de piel.

Debemos de consultar a nuestro médico cuando aparezca alguno de los siguientes signos de alarma en nuestra piel:

- Cuando un lunar incremente de tamaño.
- Ante la aparición de un lunar con bordes irregulares o de aspecto asimétrico.
- Cuando la coloración de un lunar se vuelva abigarrada.
- Cuando un lunar tenga un diámetro superior a 6 milímetros.
- Cuando un lunar, que previamente no molestaba, comience a doler o picar.
- Cuando un lunar sangre, se ulcere o forme costras.

¿Cuáles son los signos de alarma de la enfermedad?

Hay cuatro signos de alarma que obligan a consultar inmediatamente a un especialista: **ABCD**.

- **A** de **asimetria**: los lunares son redondos y simétricos, los tumores cutáneos no.
- **B** de **bordes**: los melanomas suelen tener bordes irregulares y festoneados.
- **C** de **color**: la mayoría de los melanomas suelen tener dos o más tonos y su coloración no es homogénea.
- **D** de **diámetro**: los lunares no suelen sobrepasar los 6 mm de diámetro, los melanomas habitualmente superan este tamaño.

¿Cuántos tipos diferentes de cáncer de piel hay?

Hay tres tipos diferentes de cáncer de piel: carcinoma basocelular, carcinoma de células escamosas y melanoma. Los epiteliomas o carcinomas representan el 95 por 100 de todos los cánceres de piel. El diagnóstico de cada una de las variantes de cáncer de piel se confirma mediante la realización de una biopsia cutánea de la zona afectada.

• Carcinoma basocelular. Es el tipo más frecuente de los tres (90 por 100) y, además, es el más benigno.

Suele iniciarse con una pequeña elevación (pápula) o bien con un hundimiento de la piel, que provoca inflamación, costra o sangrado. Suele ser bastante habitual la aparición de una costra que nunca cura, que tras su aparición, hace dos o tres semanas, sigue exactamente igual. A continuación comienzan a elevarse los bordes de la úlcera, se tornan rojos, rosados y, lo que es más frecuente, de color blanquecino perlado.

Suele aparecer en zonas expuestas al sol, como son la cabeza, el cuello, los brazos, las manos y la cara. Este tipo de tumor responde excelentemente al tratamiento. El carcinoma basocelular no se disemina a otras partes del organismo, pero en el supuesto de que no se trate puede extenderse a otras zonas, por debajo de la piel, llegando a producir daños óseos.

• Carcinoma espinocelular. Es el segundo tipo de cáncer de piel por su frecuencia (20 por 100). Suele manifestarse como una lesión rojiza (eritematosa) descamativa con/sin tendencia a la ulceración.

Las lesiones suelen aparecer en la cara, los labios, la boca y las orejas. El carcinoma espinocelular suele alcanzar grandes tamaños, en el supuesto de que no se realice ningún tipo de tratamiento se disemina y puede producir metástasis.

• Melanoma. Representa tan sólo el 5 por 100 de los cánceres de piel, pero provoca el 65 por 100 de las muertes por esta enfermedad, es decir, es el cáncer de piel menos frecuente pero el más agresivo. En Estados Unidos causa anualmente 5.000 fallecimientos.

El melanoma suele comenzar como un lugar que «se vuelve canceroso». Puede diseminarse rápidamente a otras zonas de nuestro organismo (metástasis).

¿Cuáles son los síntomas de esta enfermedad?

Cada tipo de cáncer cutáneo, como ya hemos visto, tiene unas manifestaciones y unas localizaciones que le son propias, sin embargo, todos ellos tiene una característica en común: la aparición de una lesión en la piel que incrementa progresivamente de tamaño.

Recuerde que no todos los cambios aparecidos en nuestra piel son el resultado de la aparición de un tumor, pero siempre es conveniente que consultemos a un especialista.

¿Cómo se puede prevenir la aparición del cáncer de piel?

La prevención del cáncer de piel se puede resumir en tres palabras: «protegiéndose del sol». Hay cinco medidas preventivas básicas para evitar el cáncer de piel:

- Empleando ropa que cubra nuestra piel.
- Empleando factor de protección solar.
- Cubriendo nuestra cabeza con un sombrero.
- Protegiendo nuestros ojos con gafas oscuras.
- Limitando la exposición directa al sol.

¿Cuál es el tratamiento del cáncer de piel?

El tratamiento del cáncer de piel depende de varios factores: tipo de cáncer, localización de las lesiones, tamaño de las mismas, edad y sexo del paciente, etc.

Antes de iniciar el tratamiento es preciso realizar una biopsia de las lesiones cutáneas, para luego poder elegir el tratamiento más adecuado. Entre las diferentes modalidades terapéuticas se encuentran: cirugía, quimioterapia y radioterapia.

RECUERDE

- El cáncer de piel es muy frecuente, representa el 10 por 100 de todos los tumores de nuestro organismo.
- Hay tres tipos diferentes de cáncer de piel.
- La exposición solar favorece la producción de vitamina D.
- Los epiteliomas son el tipo más frecuente de cáncer de piel.
- El empleo de cremas protectoras y un correcto cuidado en la exposición solar puede evitar la aparición del cáncer de piel.
- Los recién nacidos y los bebés de menos de cinco meses no deben exponerse nunca al sol.
- El bronceado se debe adquirir de forma progresiva.
- Es necesario realizar un autoexamen de nuestra piel, de esta forma detectaremos de forma precoz el cáncer de piel.
- El tratamiento del cáncer de piel depende de numerosos factores.
- El cáncer de piel se puede prevenir.

SABÍA USTED QUE...

- A comienzos del siglo XX la palidez de la piel era considerada símbolo de juventud y belleza.
- La Organización Mundial de la Salud (OMS) estima que en Europa se darán aproximadamente 250.000 casos nuevos de cáncer de piel anualmente.
- La capa de ozono se encuentra entre 10 y 50 kilómetros de altura.
- Existe una relación directa entre la aparición del cáncer de piel y la disminución de la capa de ozono.
- Según la Asociación Española Contra el Cáncer (AECC) el 80 por 100 de los españoles no se protege adecuadamente frente al sol.

LOS EFECTOS DEL SOL
EN LA PIEL

El astro Sol es una fuente de vida y energía para los humanos, siempre y cuando no abusemos de su exposición, pues nos puede ocasionar serias complicaciones.

El sol es el principal factor de riesgo para contraer cáncer de piel, por lo que es conveniente que prestemos atención a unas recomendaciones mínimas encaminadas a la prevención.

¿Qué efectos puede tener el sol sobre nuestra piel?

Si tomamos el sol en exceso puede producirnos una serie de reacciones sobre nuestro organismo, como son las quemaduras solares, el envejecimiento cutáneo prematuro e, incluso, el cáncer de piel.

Por otra parte, no debemos olvidar que el sol también ejerce un efecto positivo sobre nuestro organismo, pues nos ayuda a fabricar vitamina D, necesaria para la absorción del calcio de la alimentación, y es beneficioso para algunas enfermedades cutáneas, especialmente para la psoriasis y algunos eccemas.

¿Qué son las quemaduras solares?

Las quemaduras solares son el reflejo de la exposición solar mantenida sobre nuestra piel, se producen por la inflamación de los capilares de nuestra piel.

Las quemaduras solares pueden llegar a provocar la destrucción de las fibras elásticas de la piel, favoreciendo con ello la aparición de las arrugas.

La quemadura solar puede aparecer en una persona con piel muy clara y ojos azules tan sólo quince minutos después de la exposición solar.

¿Qué tipo de radiaciones emite el Sol?

La luz del Sol está formada por varios tipos de radiaciones:

- Infrarroja: producen calor.
- De luz visible: permiten que podamos reconocer el color de los objetos.
- Ultravioleta: a ellas se deben los cambios cutáneos que sufrimos tras la exposición solar.

La radiación visible no influye sobre nuestra piel, la única alteración que puede producir sobre nuestro organismo son fotoalergias, especialmente en niños pequeños que reciben tratamientos sensibles a la luz solar.

La radiación infrarroja produce una dilatación de los vasos sanguíneos y un efecto térmico (incrementa la temperatura) de la piel expuesta al sol.

Los rayos ultravioleta se encuentran constituidos por tres tipos de radiaciones diferentes: A, B y C. La diferencia entre ellas es el tipo de longitud de onda:

- UVA: longitud de 320 a 400 mm.
- UVB: longitud de 290 a 320 mm.
- UVC: longitud de 220 a 290 mm.

Los rayos UVA son menos energéticos, ya que la energía es inversamente proporcional a la longitud de onda, es decir, cuanto mayor longitud de onda menor energía. Estos rayos producen daños cutáneos en una proporción mil veces inferior a los rayos UVB. Los rayos UVA penetran con mayor facilidad en la piel y es la que produce el bronceado, con este fin se utilizan en algunos establecimientos (gimnasios, centros de cosmética).

Los rayos UVB son los responsables del envejecimiento de la piel y de las quemaduras solares, el acumulo de esta radiación desencadena la aparición de células malignas.

Por último, los rayos UVC son los más peligrosos de todos, pues en un corto espacio de tiempo pueden producir graves quemaduras cutáneas. Afortunadamente la mayor parte de esta radiación es absorbida por nuestra atmósfera.

¿Qué sucede cuando las radiaciones solares llegan a la atmósfera terrestre?

Por suerte para nuestra piel, la atmósfera terrestre es un verdadero escudo para las radiaciones solares, de esta forma, tan sólo una parte de la radiación total llega a la Tierra, la otra es absorbida por la capa de ozono o reflejada hacia el espacio.

Por este motivo la disminución de la capa de ozono ha originado un incremento superior al 10 por 100 de la radiación ultravioleta que llega a la Tierra, originando un aumento paralelo de las enfermedades derivadas de la exposición a los rayos ultravioleta B.

Así pues, la disminución de la capa de ozono se asocia a: mayor incidencia de cáncer de piel, aparición prematura de fotoenvejecimiento y de cáncer de piel prematuro.

¿Cómo actúan las radiaciones ultravioleta sobre nuestro organismo?

Las radiaciones ultravioleta de la luz solar son capaces de atravesar las capas de nuestra piel y modificar el código genético de las células.

Esta última acción la llevan a cabo de forma lenta y acumulativa, por eso, la exposición solar a la que sometemos a la piel a lo largo de nuestra vida se acumula y produce efectos irreversibles.

¿Qué debemos hacer frente a una quemadura solar?

En el caso en que la exposición solar mantenida y sin protección ocasione una quemadura debemos aplicar compresas con leche sobre las áreas de la piel dañadas durante un mínimo de veinte minutos, repitiendo este proceso cada dos o cuatro horas.

Colocar hielo sobre las zonas que han sufrido quemaduras no es recomendable ya que el frío puede seguir quemando la piel. Así mismo, tampoco se debe aplicar aceites o manteca sobre la piel, pues el calor de ésta provoca un efecto de sartén, prolongando la quemadura.

¿Qué tipos de quemaduras existen?

Hay diferentes tipos de quemaduras: eritema, flictenas y escaras o necrosis. El eritema es la lesión más leve, se caracteriza porque la piel adopta un aspecto rojizo, la quemadura es muy superficial.

Cuando la zona afectada de la piel es más profunda se denomina flictena, lo que habitualmente se conoce como ampollas. Hay que tener en cuenta que una ampolla producida por una quemadura solar no debe ser reventada nunca, se absorberá por sí misma.

Cuando la quemadura afecta a las tres capas de la piel, es decir, cuando llega hasta la hipodermis aparecen las escaras o necrosis, es decir, se produce la muerte de las células de las tres capas de la piel.

¿Cómo podemos evitar los efectos del Sol en nuestra piel?

Hay varias formas de evitar la radiación ultravioleta:

- Empleo de cremas protectoras.
- Utilizando barreras físicas (camisetas, sombrillas...).
- Bronceándonos de forma progresiva, evitando las quemaduras.

¿En qué momento del día el efecto de los rayos solares son más negativos sobre nuestro organismo?

Debemos evitar la exposición solar en las horas centrales del día, especialmente entre las 12 y las 16 horas.

Esta norma debemos aplicarla incluso los días nublados.

¿Pueden tomar el sol los bebés?

Los efectos solares son más nocivos en las primeras edades de la vida, por este motivo los recién nacidos y los bebés de menos de cinco años no deben recibir la radiación solar.

Tenga presente que los niños hasta los seis años de edad deben protegerse con cremas con factor de protección elevado, así como emplear prendas oscuras y gorros.

¿En qué momento del día puedo tomar el sol?

Lo ideal es poder disfrutar de los efectos beneficiosos del sol cuando menor es el riesgo de padecer sus efectos deletéreos.

Como norma general, cuando la sombra que produce nuestro cuerpo es larga el riesgo al que nos sometemos es bajo, mientras que cuanto menor sea la sombra que produce nuestro cuerpo mayor será el riesgo.

¿Qué es realmente el bronceado?

La práctica del bronceado cutáneo ha ganado adeptos con el paso del tiempo, constituyendo en la actualidad una de las formas de belleza más aceptadas en nuestra sociedad. Cada vez son más las personas que se exponen a las radiaciones solares en las playas de nuestro planeta, a pesar de obtener el bronceado deseado, la piel se daña como resultado del tono alcanzado. El bronceado de nuestra piel es la forma que tiene nuestro organismo de defenderse de las radiaciones ultravioletas.

¿Cómo podemos adquirir un bronceado seguro?

Hay una serie de consejos que debemos seguir para evitar la aparición de las terribles quemaduras sobre nuestra piel:

• Durante los 3-4 primeros días no tomar el sol más allá de quince minutos.

• Nunca exponernos a los rayos solares durante más de dos horas.

• Evitar tomar el sol entre las 12 y las 16 horas.

• Emplear siempre una crema protectora, con el factor que más se adapte a las necesidades de nuestra piel.

¿Todas las personas tienen el mismo riesgo de sufrir quemaduras solares?

No, cada persona tiene una piel diferente, con unas peculiaridades propias que hace que responda de forma distinta.

En general la población se puede agrupar en cuatro tipos de personas:

Tipo I

Son personas que nunca se broncean, cuando toman el sol su piel adopta un color rojizo («se ponen como cangrejos»).

Tipo II

Este grupo de personas se broncea con dificultad y casi siempre se ponen colorados.

Tipo III

Son personas que se broncean con mucha facilidad y casi nunca se ponen colorados.

Tipo IV

Personas que nunca se ponen colorados y siempre se broncean.

Cuanto mayor es la dificultad para broncearse y mayor es la facilidad para ponerse colorado, mayor deben ser las prevenciones que debemos de llevar a cabo.

Por otra parte, dentro de cada grupo hay otra serie de variables que debemos tener presente, así, por ejemplo, deben proteger su piel de los rayos ultravioleta:

• Las personas que tienen muchos lunares.
• Las personas que han tenido un cáncer de piel.
• Las personas que tienen algún familiar con cáncer de piel.

• Las personas que abusan de forma crónica de la exposición solar.

¿Cómo debemos utilizar correctamente los protectores solares?

En primer lugar, debemos elegir el protector solar más conveniente para nuestra piel, cuanto más pálidos seamos, mayor debe ser el número de protección.

Por otra parte, el grado de exposición debe adecuarse a nuestra piel, así las personas pelirrojas o aquellas con ojos azules deben exponerse menos, mientras que las personas morenas con ojos oscuros pueden tomar durante más tiempo el sol.

La aplicación de la crema protectora se debe realizar media hora antes de tomar el sol y aplicarla sobre nuestra piel cada vez que salgamos del agua, a pesar de que en la etiqueta nos aseguren que el agua no la elimina.

Cuando salgamos del agua debemos secarnos y aplicar una crema hidratante sobre nuestra piel.

¿Qué tipo de factor de protección debo emplear?

A continuación señalamos algunas recomendaciones básicas respecto a los diferentes factores de protección recomendados según el tipo de piel.

Factor de protección mayor de 50
- Personas con piel blanca, ojos claros y cabellos rubios.
- Bebés y niños.
- Ancianos.
- Personas con insuficiencia venosa.
- Personas que tengan tratamiento con fármacos fototóxicos.

Factor de protección entre 12 y 18
- Personas con piel dorada, ojos marrones y pelo castaño.

Factor de protección entre 6 y 8
- Personas con piel morena, ojos y pelo negro.

Hay que tener presente que debemos priorizar sobre qué zonas de la piel debemos aplicar la crema fotoprotectora, conviene que la extendamos en abundancia sobre la cara, los hombros, los brazos, la nariz y las orejas, es decir, sobre las zonas de nuestra piel que se encuentran más fotoexpuestas.

Por último, es conveniente incidir en la protección adicional que nos proporcionan las gorras, sombrillas y sombreros, especialmente durante las horas de mayor intensidad solar.

RECUERDE

- Reducir al mínimo la exposición solar entre las 12 y las 16 horas.
- Emplear sombreros y ropa de color oscuro.
- Las personas con mayor riesgo de contraer cáncer de piel deben utilizar filtros fotoprotectores.
- Los rayos solares producen efectos perjudiciales para la piel tanto en los días nublados como en los días soleados.
- No debe exponer a los niños pequeños ni a los bebés a las radiaciones solares.
- El proceso de bronceado debe ser paulatino, evite la exposición prolongada durante los primeros días.
- Hay varios tipos de quemaduras solares: eritema, flictenas y escaras o necrosis.
- No se deben reventar las ampollas producidas por las quemaduras solares.

SABÍA USTED QUE...

- La radiación ultravioleta B (UVB) representa el 0,25-5 por 100 de toda la radiación solar que llega a la superficie de la Tierra.
- Anualmente millones de personas sufren temporalmente discapacidad temporal secundaria a las quemaduras.

PIE DE ATLETA

El pie de atleta es una de las enfermedades de los pies más frecuentes, también se conoce como tiña podal, tinea pedis o epidermofitosis interdigitoplantar.

Esta infección es muy poco frecuente que se de en niños pequeños, siendo propia de niños mayores, adolescentes y adultos.

¿Qué es el pie de atleta?

En la actualidad es una de las infecciones por hongos, lo que en términos médicos se denomina micosis, más frecuente.

Afecta fundamentalmente a los pliegues entre los dedos (intedigitales), debajo de ellos (subdigitales), a las plantas de los pies e, incluso, al dorso de los pies.

¿Es contagiosa esta enfermedad?

El pie de atleta es una enfermedad muy contagiosa. Una persona puede transmitir la enfermedad a otras mientras las lesiones descritas persistan en sus pies. Las personas que rodeen al enfermo deben tener mucha precaución de evitar el contacto con en enfermo.

¿Cómo se contrae el pie de atleta?

La enfermedad se suele adquirir por contagio indirecto, especialmente en las duchas y piscinas públicas o bien al compartir calzados o calcetines con otras personas.

Esta enfermedad «no la adquiere el que puede, sino el que quiere», pues, como luego veremos, hay numerosas medidas para evitarla que se detallan en los subsiguientes apartados de este capítulo.

¿Qué tipo de hongos producen esta enfermedad?

Hay varios tipos de hongos que pueden producir infecciones en la piel, como por ejemplo, los que afectan al cuero cabelludo (tiñas), en este caso se trata de un hongo llamado *trycophyton*.

¿Todos los hongos producen infección?

En la actualidad conocemos más de 100.000 especies diferentes de hongos, pero tan sólo un 1 por 100 son perjudiciales para nuestro organismo.

¿Qué situaciones favorecen la aparición de esta enfermedad?

Esta micosis se encuentra favorecida (factores de riesgo) por:

- Humedad: favorece la maceración de la piel.
- Mala higiene: en ocasiones el empleo de jabones inapropiados favorece la infección.
- Diabetes: en caso de existir esta enfermedad conviene extremar las precauciones.

¿Cuáles son los síntomas del pie de atleta?

Esta enfermedad se puede manifestar de tres formas diferentes: tinea pedis intertriginosa, tinea pedis seca y tinea pedis dishidrosiforme.

Tinea pedis intertriginosa

En esta variante la zona afectada son los pliegues que existen entre los dedos y las zonas de flexión que aparecen debajo de ellos.

Los pacientes presentan un color blanquecino de la piel, así como un olor desagradable, a continuación aparecen fisuras muy dolorosas y enrojecimiento de la piel, con zonas descamativas.

Tinea pedis seca

Suele afectar a ambos pies, aparecen zonas enrojecidas y descamativas, que tienden a formar pequeñas vesículas. No es infrecuente que afecte a las uñas.

Los pacientes, al igual que en la forma anterior, presentan fisuras e intenso picor.

Tinea pedis dishidrosiforme

Afecta generalmente a la planta del pie y a los pulpejos de los dedos. Los pacientes presentan zonas de color rojizo (eritematosas), que pican (prurito) y duelen.

Las molestias son tan intensas que pueden dificultar la deambulación normal.

¿Cuál es la evolución característica del pie de atleta?

Desgraciadamente el pie de atleta suele evolucionar hacia la cronicidad, alternan períodos asintomáticos con otros sintomáticos, en el que el paciente presentan la clínica reseñada.

Los síntomas suelen aparecer generalmente en primavera y verano, épocas del año en que se debe, como luego veremos, intensificar las medidas higiénicas.

¿Se puede prevenir la aparición del pie de atleta?

Hay una serie de recomendaciones básicas que pueden evitar la aparición del pie de atleta:

- Higiene correcta e intensa de los pies.
- Evitar la humedad en los pies.
- Evitar la excesiva sudoración de los pies, utilizando antitranspirantes.
- No utilizar los calcetines ni el calzado de otras personas.
- Tratar de ducharse con sandalias.
- Evitar el calzado cerrado (de cuero) durante las estaciones de calor.
- Cambiarse de calzado cuantas veces sean necesarias para mantener frescos y limpios los pies.

¿La presencia del pie de atleta significa que hay una falta de higiene?

No necesariamente, puede deberse a que las condiciones de humedad de los pies, el calzado, los calcetines o la falta de medidas adecuadas en los lugares de baño público han sido propicios para el crecimiento de los hongos.

¿Cuál es el tratamiento del pie de atleta?

Ante la mínima sospecha que tenga de tener un pie de atleta acuda a su médico, será él quien establezca el diagnóstico e inicie el tratamiento.

En la actualidad disponemos de tratamientos adecuados (fármacos antifúngicos) que provocarán la desaparición en un corto espacio de tiempo (no superior a tres semanas).

Evite la automedicación, debido a que este tipo de fármacos pueden producir efectos secundarios, por otra parte, no todas las enfermedades cutáneas de los pies son debidas a los hongos.

RECUERDE

- El pie de atleta es una infección causada por un hongo.
- Es una enfermedad contagiosa que se contrae generalmente en zonas públicas.
- Trate de cambiarse los calcetines y los zapatos diariamente.
- No comparta calcetines ni zapatos con otras personas.
- Utilice sandalias en las duchas.
- Evite la humedad de los pies.
- Es una enfermedad muy rara en la infancia.
- Evite los calzados muy cerrados en verano.
- Mantenga los pies secos y limpios.
- Ante la más mínima duda consulte a su médico.

SABÍA USTED QUE...

- Todos los nervios puestos en fila miden aproximadamente 75 kilómetros.
- En nuestro organismo hay cincuenta trillones de células y que cada minuto mueren más de tres millones de células.
- El nervio ciático es el nervio más largo de nuestro cuerpo.
- Las señales nerviosas circulan a 400 km/h.
- La piel es el «órgano» más largo del cuerpo.
- Una uña tarda unos seis meses en crecer desde la base hasta la punta del dedo.
- Cada día se nos caen 80 pelos.

ALBINISMO

El color de nuestra piel, como ya se ha indicado en otras partes de este libro, depende de la cantidad de melanina que contenga la capa externa de la piel, es decir, la epidermis.

La melanina es la sustancia o pigmento encargada de proteger al cuerpo de las radiaciones solares, cuanto mayor cantidad de melanina tenga la piel, más oscura será.

¿Qué es el albinismo?

Es una enfermedad cutánea caracterizada por existir un trastorno cutáneo relacionado con la pigmentación de la piel, las personas que padecen esta afección tienen menor cantidad de melanina en su piel.

La melanina es la encargada de absorber los rayos ultravioletas (UV) que llegan a la piel, evitando que produzcan un daño irreversible.

¿Es una enfermedad frecuente?

Se estima que una de cada 17.000 personas en Estados Unidos padece, total o parcialmente, albinismo.

¿Cómo se adquiere esta enfermedad?

El albinismo es una enfermedad hereditaria, la persona que presenta esta enfermedad tiene algún gen alterado, el cual no permite que sus melanocitos fabriquen melanina. Los pacientes con albinismo nacen con esta alteración.

El albinismo se hereda con un patrón autosómico recesivo, es decir, no aparece en todas las generaciones de una familia y no está ligado al sexo, como sucede, por ejemplo, en la hemofilia.

Cuando en una pareja uno de los cónyuges, bien el padre o bien la madre, tienen el gen del albinismo existe un 25 por 100 de probabilidad de que un hijo tenga albinismo, es decir, uno de cada cuatro puede presentar esta enfermedad. Por otra parte, en cada uno de los hijos sanos, no albinos, hay un 50 por 100 de probabilidad de que sean portadores del gen de la enfermedad y puedan, a su vez, tener hijos albinos.

En otras palabras, para que una persona tenga albinismo, sus padres tienen que tener un gen de albinismo.

Es importante señalar que los pacientes con albinismo tienen una piel totalmente normal excepto en lo que se refiere a la falta de melanina.

En el albinismo el número de melanocitos es normal, es decir, la piel tiene las células encargadas de la producción de melanina, pero éstas no sintetizan el pigmento fotoprotector.

¿Cuántos tipos de albinismo diferentes existen?

Las personas con albinismo pueden no tener pigmento en los ojos, en la piel o en el cabello, en algunos casos tan sólo el déficit aparece a nivel ocular.

Hay dos formas fundamentales de albinismo: total (toda la piel aparece despigmentada) o parcial (hay zonas de piel de color normal). La forma más frecuente de presentación es el albinismo total.

Por otra parte, hay dos formas de afectación: ocular y cutánea, o bien sólo ocular.

¿Cuáles son los síntomas de la enfermedad?

Los pacientes con albinismo se caracterizan por presentar una ausencia de coloración normal de la piel, del pelo y de los ojos.

Las personas que presentan esta peculiaridad tienen una piel blanca o rosada (el color de la piel varía según la raza), el cabello es casi blanco y los ojos son, por lo general, azules, aunque pueden ser rojos.

Los albinos pueden tener problemas visuales y aquejan tener molestias a la luz solar.

Estas personas aquejan una reducción de la agudeza visual y de la pigmentación de la retina, es frecuente en estos pacientes la existencia de estrabismo.

¿Qué precauciones deben tomar los pacientes albinos?

Para los albinos el sol se convierte en su gran enemigo, por este motivo, deben utilizar ropas oscuras, gafas de sol, sombreros anchos y aplicarse protectores solares.

El albino tiene que aprender a vivir con su enfermedad, conociendo cuáles son sus limitaciones y evitando las posibles complicaciones que se puedan desprender de la exposición solar mantenida.

¿Se puede prevenir la aparición de esta enfermedad?

Las personas con albinismo o con antecedentes familiares de esta enfermedad deben acudir a una consulta de consejo genético, para determinar cuáles son los riesgos a los que se exponen ante un embarazo.

En el supuesto de que la paciente ya esté embarazada se puede recurrir a una detección prenatal de la enfermedad, a través de una amniocentesis (extracción y análisis del líquido amniótico), estudiando los genes y los cromosomas (cariotipo).

¿Cuál es el pronóstico de la enfermedad?

El pronóstico de los albinos es bueno, tienen una esperanza de vida larga, si llevan a cabo la prevención de las posibles complicaciones.

¿Cuáles son las principales complicaciones de la enfermedad?

Las principales complicaciones de padecer albinismo son:

- Afectación ocular.
- Quemaduras solares.
- Aparición de leucemia en un 10 por 100 de los casos.

RECUERDE

- El albinismo se caracteriza por un trastorno de la pigmentación de la piel.
- El número de melanocitos es normal, pero éstos no fabrican melanina.
- Es una enfermedad autosómica recesiva.
- Hay dos tipos: oculo-cutáneo y ocular.
- Los albinos tienen que aprender a protegerse del sol, su gran enemigo.
- Es una enfermedad excepcional, la padecen, aproximadamente, 1 de cada 20.000 personas.
- En la actualidad no existe tratamiento.
- Las personas albinas nacen con esta enfermedad.
- En los pacientes albinos la vida no está acortada.
- Las principales complicaciones del albinismo se derivan de la exposición solar.

SABÍA USTED QUE...

- El albinismo también aparece en los ratones, los peces, los reptiles y los pájaros.

HIPERHIDROSIS

La hiperhidrosis o sudoración excesiva es una afección que afecta a un elevado número de personas, fundamentalmente en las palmas de las manos, axilas, cara y plantas de los pies.

Lejos de ser una mera anécdota, esta enfermedad condiciona la relación social entre las personas, ocasionando numerosos problemas en la esfera psíquica.

¿Por qué se produce?

La causa de la hiperhidrosis es aún un misterio, si bien se la relaciona con una hiperactividad de las fibras simpáticas de nuestro organismo, así como un incremento de la respuesta de nuestro cuerpo de la sudoración.

El sistema nervioso simpático está compuesto por una serie de raíces nerviosas sobre las que nuestro cerebro no puede actuar, es el responsable, por ejemplo, de que en situaciones de estrés tengamos la necesidad de ir al baño, se nos quede la boca seca, etc.

En las personas con hiperhidrosis el componente emocional provoca un incremento excesivo y desproporcionado de la actividad de las glándulas sudoríparas. Esta hiperactividad aparece sin necesidad de estar en un ambiente cálido o realizar ejercicios físicos.

¿Qué personas sufren esta enfermedad?

Se estima que afecta a un 0,1-0,3 por 100 de los jóvenes, existiendo un claro componente hereditario, pues suele afectar a miembros de la misma familia. Tampoco es infrecuente que esta afección aparezca en la edad adulta, sin conocerse con exactitud el motivo.

Las personas que sufren esta enfermedad no solo padecen los problemas de relaciones sociales a los que hacíamos mención, sino que además tienen dificultades para la manipulación de equipos electrónicos, papeles o cualquier tipo de adminículo que utilicen en su trabajo diario.

¿En qué partes del cuerpo se produce la sudoración excesiva?

La hiperhidrosis o sudoración excesiva puede ser generalizada, es decir, afecta a todas las glándulas sudoríparas del organismo o bien estar localizada a nivel de palmas, plantas, axilas, ingles y las áreas bajo las mamas.

La piel de las zonas cutáneas afectadas suele adoptar una coloración rosada o blanquecina.

¿Qué complicaciones puede producir esta enfermedad?

La sudoración excesiva no produce ningún tipo de complicaciones médicas serias, salvo las ya comentadas, siempre relacionadas con el comportamiento social y con el desarrollo de actividades laborales. Para evitar situaciones incómodas se recomienda el empleo de sprays, lociones y plantillas para los pies.

¿Cuál es el tratamiento de esta enfermedad?

El tratamiento de la hiperhidrosis tiene dos vertientes, por una parte el tratamiento médico y, por otra, el tratamiento psicológico.

En aquellos casos de hiperhidrosis localizada se emplea el cloruro de aluminio en forma de solución al 20 por 100.

En los casos severos en los que se produce una clara distorsión de las relaciones interpersonales, la consulta a un psicólogo puede ser de gran ayuda para vencer este problema.

Por último, existe un tratamiento quirúrgico alternativo, que consiste en realizar una sección parcial de los nervios encargados de la sudoración (cadena simpática del sistema nervioso autónomo). Es un tratamiento poco agresivo, consiste en realizar una simpatectomía torácica a través de video-toracoscopia, es decir, sin necesidad de abrir el tórax «a cielo abierto», al igual que se realizan algunas cirugías de rodilla (artroscopia) o abdominales (laparoscopia). Los efectos de la cirugía son inmediatos, incluso observándose en el mismo acto quirúrgico. La eficacia de la cirugía es muy elevada (próxima al 95 por 100).

RECUERDE

- La hiperhidrosis o sudoración excesiva se debe a una hiperactividad de las fibras simpáticas de nuestro organismo.
- Puede provocar trastornos psicológicos importantes.
- Es una enfermedad infrecuente, pero que suele afectar a miembros de la misma familia.
- Se suele localizar generalmente en palmas, plantas, axilas e ingles.
- En el tratamiento hay dos componentes: médico (cloruro de aluminio) y psicológico.
- Existe un tratamiento quirúrgico alternativo.

SABÍA USTED QUE...

- En nuestro cerebro hay más células que personas pueblan la Tierra.
- La punta de la lengua es más sensible al dulce, los bordes laterales son más sensibles al ácido y la base de la lengua al sabor amargo.
- El sentido del olfato puede detectar entre 2.000 y 4.000 olores diferentes.

VARICELA

La varicela es una enfermedad infecciosa causada por el virus varicela-zoster (VVZ), patógeno que, como su propio indica, tiene dos manifestaciones clínicas diferentes: la varicela y el herpes zoster. En este capítulo tan sólo nos vamos a referir a la primera de ellas.

¿Es una enfermedad contagiosa?

La varicela es una de las enfermedades más contagiosas que existen, especialmente durante las etapas tempranas de la enfermedad, cuando el paciente presenta una erupción vesicular. Se considera que la posibilidad de transmisión de la enfermedad es superior al 90 por 100.

¿Cómo se transmite la enfermedad?

La transmisión de la enfermedad se puede producir de dos formas diferentes:

- Inhalación de las gotitas del líquido vesicular, suspendidas en el aire.
- Inhalación de las secreciones del tracto respiratorio del paciente enfermo. Estas secreciones pasan al aire con la tos o el estornudo.

¿Cuáles son los síntomas de la varicela?

Se estima que aproximadamente en un 5 por 100 de los niños, la infección cursa de forma asintomática. Podemos distinguir cuatro fases clínicas de la enfermedad:

- Período de incubación. El período de incubación de la enfermedad es de dos semanas, aproximadamente. Los pacientes con trastornos del sistema inmune presentan un período de incubación más corto.

El virus de la varicela suele acceder a nuestro organismo a través del tracto respiratorio, una vez que ha penetrado en nuestro cuerpo se produce una replicación del virus a nivel de los ganglios linfáticos, esta fase dura 4-6 días. A partir de ese momento el virus se disemina a través del torrente circulatorio.

• Período prodrómico. El paciente presenta fiebre elevada (hasta de 39 ºC), malestar general, irritación faríngea, tos y falta de apetito, lo que en términos médicos se denomina anorexia.

• Período exantemático. Inicialmente aparecen unas lesiones maculosas (manchas) muy pruriginosas (de intenso picor), de pequeños milímetros de diámetro, que posteriormente se elevan (se convierten en pápulas) y adquieren líquido en su interior (se transforman en vesículas).

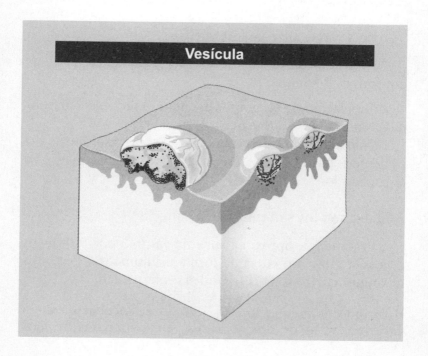

Vesícula

El líquido de las vesículas suele ser traslúcido, que se vuelve opaco en las siguientes veinticuatro horas a su aparición.

• Período de curación. Finalmente, estas lesiones evolucionan, en un tiempo variable, a costras, que se desprenden por sí solas.

La duración clínica de la enfermedad oscila entre dos y cuatro semanas.

¿A qué edad es más frecuente la varicela?

Esta enfermedad afecta aproximadamente al 95 por 100 de la población, generalmente en la infancia (entre los seis y los diez años).

A pesar de que la varicela puede aparecer en cualquier época del año, es más frecuente en el invierno y a comienzos de la primavera.

¿En qué fase es contagiosa la varicela?

El período de contagio de la varicela abarca desde uno o dos días antes de la aparición de la erupción cutánea, es decir, antes de que el paciente sepa que tiene varicela, hasta que las lesiones alcancen la fase de costras.

¿En qué zona del cuerpo suelen aparecer las lesiones cutáneas?

Habitualmente la erupción suele comenzar en el cuero cabelludo, desde donde se disemina rápidamente hacia el tronco y las extremidades.

¿Cuáles son las principales complicaciones de la varicela?

La varicela es una enfermedad benigna que usualmente no produce ningún tipo de complicaciones a los niños sanos.

La complicación más frecuente de esta enfermedad es la infección bacteriana de las lesiones vesiculares, debido a que el intenso picor conduce a un rascado incontenible, con la consiguiente infección cutánea.

Otras complicaciones afectan al sistema respiratorio (neumonía), al sistema nervioso central (encefalitis), corazón (miocarditis, pericarditis), hígado (hepatitis) o riñones (nefritis).

Por otra parte, hay que tener presente que en los adolescentes y en los adultos la enfermedad es más grave, cursa con síntomas más severos y con una erupción más profusa.

¿Qué personas tienen más riesgo de sufrir complicaciones?

Las personas que tienen mayor riesgo de sufrir complicaciones son aquellas con un sistema inmunológico debilitado, los niños menores de un año de edad, los adolescentes y adultos, así como los recién nacidos cuyas madres tuvieron varicela antes del parto.

¿Cómo se puede prevenir la enfermedad?

En la actualidad no disponemos de ningún tratamiento profiláctico seguro que evite la aparición de la enfermedad y sus posibles complicaciones, por lo que la mejor prevención es la vacunación frente a la varicela.

¿Es segura la vacuna frente a la varicela?

La vacuna frente a la varicela fue desarrollada en 1970, desde entonces se han administrado más de 2.000.000 de dosis, que han demostrado que la vacuna es efectiva y segura.

Sin embargo, la vacuna puede producir una serie de reacciones: enrojecimiento y dolor en la zona de la inoculación, fiebre, malestar general o náuseas.

¿Qué tipo de precauciones se deben adoptar?

Una de las prevenciones que se debe adoptar en los pacientes con varicela es evitar el contacto con mujeres embarazadas que no hayan tenido varicela, especialmente en el primer trimestre del embarazo, debido a que el virus puede producir malformaciones fetales.

¿Cuáles son los riesgos de la varicela durante el embarazo?

Adquirir la infección durante el embarazo es un hecho poco frecuente, debido a que más del 90 por 100 de los adultos están inmunizados, esto es, tienen defensas, frente al virus varicela-zoster.

Si el virus alcanza la sangre de la gestante puede pasar a través de la placenta y llegar al feto. Las consecuencias dependen del momento en que se produzca la infección.

• Varicela congénita. Se produce cuando la mujer embarazada adquiere la infección en las primeras veinte semanas de gestación. En este caso existe un riesgo de malformaciones fetales próximo al 5 por 100.

• Varicela perinatal. En este caso la infección se produce en las últimas semanas del embarazo. En este caso la afección fetal es del 50 por 100 si el virus entra en contacto con la madre en el último mes de gestación y el 30 por 100 de los niños infectados tienen una evolución fatal.

¿Cuál es el tratamiento de la varicela?

El tratamiento habitual de esta infección es sintomático, en él se incluye los analgésicos, los antipiréticos y los fármacos antipruriginosos (antihistamínicos). No debe administrarse aspirina debido a que incrementa el riesgo de presentar un síndrome de Reye.

Otras medidas adicionales incluyen baños para mantener la piel limpia, cortar y limpiar de forma correcta las uñas, para evitar la sobreinfección por rascado.

En personas inmunodeprimidas, es decir, en aquellas en las que su sistema inmune es deficiente, se pueden emplear tratamientos antivirales (interferón-alfa y aciclovir) o bien inmunoglobulinas.

RECUERDE

- El virus de la varicela es el responsable de la varicela y del herpes zoster.
- La varicela es una enfermedad infecciosa con una elevada tasa de contagio.
- La varicela carece de un tratamiento curativo.
- La varicela es contagiosa desde unos días antes de que aparezcan las lesiones cutáneas hasta que todas estas alcanzan la fase de costra.
- La mejor prevención contra la enfermedad es la vacunación.
- Las complicaciones aparecen fundamentalmente en adolescentes y adultos.
- La efectividad y seguridad de la vacunación ha sido ampliamente demostrada.
- El contagio viral se realiza a través de la inhalación de partículas con virus.
- A los pacientes afectos de varicela no se les debe administrar aspirina.
- Tan sólo un 5 por 100 de las personas que sufren la infección se encuentran sintomáticas.

SABÍA USTED QUE...

- Una persona produce, por término medio, 4.000 kilogramos de excrementos a lo largo de su vida.

- Nuestro sistema circulatorio contiene aproximadamente 150.000 kilómetros de vasos sanguíneos.

- Un adulto sano produce diariamente un litro de saliva.

- Cada hora los riñones filtran hasta siete litros de sangre, en condiciones normales.

- Nuestra sangre se renueva periódicamente cada 120 días.

- El ácido clorhídrico del estómago puede corroer el hierro, por este motivo las paredes que recubren este órgano tienen una gruesa capa de mucosa, que impide su autodigestión.

HERPES ZOSTER

El herpes zoster es una enfermedad cutánea muy dolorosa causada por la reactivación del virus de la varicela-zoster y que suele denominarse a nivel coloquial como «culebrilla».

¿En qué tipo de personas es más frecuente el herpes zoster?

La reactivación del virus de la varicela se produce con más frecuencia en personas que tienen el sistema inmune alterado (inmunodeficiencia). Esta enfermedad aparece principalmente en personas de más de cincuenta años de edad.

El herpes zoster sólo puede aparecer en personas que hayan padecido previamente la varicela.

¿Qué situaciones puede provocar una alteración del sistema inmunitario?

Las causas más frecuentes que pueden provocar una inmunosupresión son: edad avanzada, depresión, tratamientos médicos o quirúrgicos agresivos, determinadas enfermedades crónicas y el estrés emocional.

¿Qué tipo de lesiones cutáneas son características de esta enfermedad?

El virus de la varicela permanece inactivo a nivel de las terminaciones nerviosas, una alteración del sistema inmunitario puede provocar su reactivación, originando la aparición inicial de picazón, entumecimiento y hormigueo en una zona del cuerpo, generalmente en el tórax.

Posteriormente aparecen unas lesiones en forma de vesículas, situadas de forma lineal, de ahí procede su nombre de «culebrilla», que son extremadamente dolorosas, que es lo que en términos médicos se conoce como neuralgia post-herpética. El dolor es tan intenso que el simple roce de la ropa puede desencadenarlo.

Las lesiones suelen aparecer tan sólo en un lado del cuerpo.

¿En qué parte del cuerpo aparecen estas lesiones?

Como ya hemos señalado, típicamente aparecen en el tórax, pero también lo pueden hacer en el abdomen o en la cara, en las proximidades de los ojos.

¿Cómo se transmite la enfermedad?

La enfermedad se transmite por contagio a través de las lesiones, pero si alguien ya ha padecido con anterioridad la varicela, tras el contacto con una persona con zoster no será contagiado, pues ya tiene los anticuerpos de defensa frente al virus de la varicela.

Sin embargo, una persona que no ha padecido la varicela, tras el contacto con un enfermo con zoster, sufrirá el contagio y presentará varicela, no zoster.

¿Cómo se puede prevenir?

No existe ningún tipo de prevención eficaz, pues supone la reactivación de los virus acantonados a nivel de los nervios.

Todas aquellas personas que no han tenido la varicela deben evitar el contacto con un paciente con zoster.

¿Cuáles son las principales complicaciones del herpes zoster?

La principal complicación de esta enfermedad es que el rascado intenso puede sobreinfectar las vesículas. Por otra parte, hay que tener presente que el herpes zoster es una infección viral benigna.

¿Cuál es el tratamiento de esta enfermedad?

El tratamiento más habitual del herpes zoster es el aciclovir, un fármaco antivírico que puede ser administrado por boca o de forma intravenosa.

Así mismo, es preciso la administración de analgésicos potentes para paliar el fuerte dolor que producen las lesiones provocadas por este virus.

RECUERDE

- El herpes zoster es una enfermedad producida por el virus de la varicela.

- Supone la reactivación del virus acantonado en los nervios.

- Tan sólo pueden padecer esta enfermedad las personas que han presentado previamente varicela.

- Es más frecuente en personas mayores de cincuenta años.

- El contacto con una persona que tiene zoster puede provocar la aparición de varicela (si no se ha pasado esta enfermedad) pero nunca de zoster.

- El principal pilar terapéutico es el tratamiento analgésico.

- El herpes zoster es más frecuente en personas con inmunodepresión.

SABÍA USTED QUE...

- Nuestro organismo está formado por 600 músculos.

- Nuestro oído puede detectar sonidos con una dirección diferente de hasta tres grados.

- Los capilares de las paredes de los alveolos pulmonares es la zona donde se realiza el intercambio gaseoso, es decir, el oxígeno inspirado pasa a la sangre y el dióxido de carbono es expulsado, y que esta zona es aproximadamente 50 veces más fina que los cabellos humanos.

- El nervio más largo de nuestro organismo es el nervio ciático.

- Nuestro organismo tiene, aproximadamente, 250 tipos de células diferentes.

PEDICULOSIS

Pediculosis es el nombre científico con el que se conoce la infección por piojos, parásitos responsables de un picor insoportable que conlleva un rascado incontrolable de la cabeza, con la posible aparición de infecciones secundarias.

Hay tres tipos de pediculosis: pediculosis de la cabeza (*capitis*), pediculosis del cuerpo o de la ropa (*humanus*) y pediculosis genital o ladillas (*phitirius pubis*), de la cual nos ocuparemos en el capítulo siguiente.

¿Qué son los piojos?

Los piojos son unos insectos pequeños, parasitarios, de aproximadamente un milímetro de largo, que sólo pueden sobrevivir alimentándose y reproduciéndose en un huésped humano.

Los piojos están dotados de seis patas, gracias a las cuales se agarran al cuero cabelludo.

¿Cómo se produce el contagio por piojos?

El contagio se realiza por contacto directo, bien a través de una persona infectada o bien a través de un objeto que contenga piojos (toalla, peine, ropa). Los piojos tan sólo pueden sobrevivir unas horas fuera de nuestro organismo, nos necesitan para vivir.

¿De qué se alimentan los piojos?

Los piojos son animales hematófagos, es decir, se alimentan de sangre.

¿Cuáles son los lugares más frecuentes de contagio?

Los colegios y las guarderías son los lugares más habituales en los que los niños adquieren esta infección.

¿Qué personas son más propensas a sufrir pediculosis?

La infección no distingue clases sociales y no indica necesariamente una falta de higiene corporal. Los niños de edades comprendidas entre cuatro y seis años son los grupos que tienen mayor riesgo de sufrir esta infección.

¿Cuáles son los síntomas de la pediculosis?

Básicamente la pediculosis produce cuatro tipo de manifestaciones:

• Picor intenso y súbito en cuero cabelludo o detrás del pabellón auricular.
• Rascado continuo en cabeza y orejas.
• Aparición de costras tras el rascado.
• Liendres blancas en la base del cabello.

¿Siempre que exista picor de cabeza hay pediculosis?

Existen numerosas afecciones cutáneas que pueden producir picor de cabeza, sin que necesariamente exista pediculosis.

¿Qué medidas se pueden llevar a cabo para prevenir los piojos?

Hay que evitar que los niños utilicen peines, cepillos, sombreros o ropa de otros niños, así como tratar de guardar la ropa separada del resto de la ropa de los otros niños.

Por otra parte, hay que ser muy cuidadoso en la escuela, especialmente en los meses fríos, que es cuando hay mayor número de casos de pediculosis.

¿Es conveniente emplear champús anti-piojos como prevención?

No, debido a que pueden aparecer resistencias que pueden provocar que este tipo de tratamiento sea totalmente ineficaz en caso de que sea preciso emplearlo.

Ante la aparición de pediculosis no dude comunicarlo al colegio y a los centros en los que el niño realice cualquier tipo de actividades, de esta forma evitará la aparición de nuevos casos.

¿Cuál es el tratamiento?

En las farmacias habituales podemos adquirir champús y jabones que eliminan los piojos de nuestro organismo. Este tipo de champús, cuando se emplea de forma adecuada, elimina correctamente los piojos pero no los huevos, por eso es preciso realizar un segundo lavado con el mismo producto algunos días después, cuando los huevos se han convertido en piojos (incubación).

Un peine fino (lendrera) puede ser útil para eliminar las liendres del cabello.

Es importante realizar un lavado cuidadoso de toda la ropa y de las sábanas con agua caliente (55 °C) durante 20-30 minutos. Cuando sea posible, se secará a continuación en secadora, a una temperatura elevada.

¿Todas las personas pueden utilizar el champú lindane?

El champú lindane es el tratamiento clásico de la pediculosis, debe evitarse en niños pequeños y mujeres embarazadas, debido a que se absorbe con mucha facilidad y puede producir trastornos neurológicos.

Antes de utilizar un tratamiento frente a la pediculosis consulte a su médico de cabecera o a su dermatólogo.

¿Es útil cortar el pelo para erradicar la infección?

Suele ser una medida muy habitual en lo niños que sufren pediculosis, sin embargo, para que fuese eficaz deberíamos afeitar la cabeza, debido a que los huevos (liendres) se localizan en la base del pelo.

RECUERDE

- Los piojos se alimentan de sangre (hematófagos).
- Los piojos tan sólo pueden vivir unas horas fuera de nuestro organismo.
- La pediculosis es la infección por piojos.
- Los niños con edades comprendidas entre cuatro y seis años son los que mayor riesgo tienen de adquirir esta infección.
- La pediculosis no indica necesariamente falta de higiene corporal.
- No debemos usar tratamientos anti-pediculosis de forma preventiva, debido a que pueden generar resistencias.
- Antes de usar un champú contra los piojos consulte a su médico.

SABÍA USTED QUE...

- Los músculos pueden hacer que parpadeemos hasta cinco veces por segundo.
- Nuestras expresiones faciales están controladas por treinta músculos.
- Nuestros ojos son capaces de distinguir una vela encendida a 1,6 km de distancia.
- Las uñas de la mano crecen a un ritmo de 2,5 cm/año, mientras que las uñas del pie crecen a 0,7 cm/año.

LADILLA

Las ladillas son los piojos púbicos, es decir, aquellos insectos que en lugar de anclarse a los pelos del cuero cabelludo (pediculosis), infectan los pelos del pubis.

¿Es lo mismo un piojo que una ladilla?

Los piojos que infectan el pubis se denominan ladillas, por lo que podríamos también denominarlo «pediculosis púbica».

¿Es lo mismo un piojo que una liendre?

A pesar de que en muchas ocasiones se emplea el término «piojo» como sinónimo de «liendre», son vocablos con significados diferentes.

Las liendres son los huevos depositados por los piojos en el tallo de los pelos de las zonas infectadas, bien del cuero cabelludo o bien del vello púbico.

El hallazgo de las liendres permite realizar el diagnóstico de pediculosis, debido a que es más difícil encontrar a los piojos adultos.

¿Cómo son las ladillas?

Las ladillas, al igual que los piojos que producen pediculosis, son insectos de cuerpo plano y sin alas, son de color marrón y tienen el tamaño de la cabeza de un alfiler.

¿De qué se alimentan las ladillas?

Las ladillas son parásitos hematófagos, que se alimentan de la sangre de nuestro organismo.

¿Cómo se contrae esta infección?

Los piojos púbicos se transmiten habitualmente tras contacto sexual o bien al compartir sábanas, toallas o ropas de una persona infectada.

¿Qué síntomas produce la enfermedad?

Los síntomas suelen aparecer al cabo de unos días de la exposición, se caracterizan por la aparición de un intenso picor en la región genital, que provoca un intenso rascado.

¿Cómo se diagnostican los piojos púbicos?

El diagnóstico se realiza mediante un cuidadoso examen de la región púbica.

¿Cómo se pueden prevenir los piojos púbicos?

Básicamente evitando mantener relaciones sexuales con una persona que se encuentre infectada. El empleo de preservativos no evita la infección por piojos púbicos. En el supuesto de que se sospeche que pueda tener una infección por piojos púbicos consulte a su médico y evite mantener relaciones sexuales hasta que la infección haya desaparecido.

Cuanto mayor sea el número de compañeros sexuales mayor es el riesgo de adquirir esta infección.

¿Cuál es el tratamiento de la infección por piojos púbicos?

El tratamiento se realiza mediante champús especiales que se adquieren en las farmacias habituales. No es necesario rasurarse la región púbica para eliminar los piojos.

RECUERDE

- Las ladillas son piojos que infectan los pelos del pubis.
- Esta infección se adquiere generalmente a través de relaciones sexuales.
- Cuanto mayor sea el número de compañeros sexuales mayor es el riesgo de adquirirla.
- El empleo de preservativos no evita la infección.
- El síntoma más frecuente es el picor en la región genital.
- Los síntomas aparecen días o semanas después del contacto con la persona infectada.
- Ante la más mínima sospecha de infección por ladillas evite mantener relaciones sexuales, para evitar el contagio a otras personas.

SABÍA USTED QUE...

- Aunque se extirpe el 70 por 100 del hígado el resto seguirá realizando su función con normalidad y pasado algún tiempo se regenerará.
- El esqueleto de un recién nacido contiene unos 300 huesos, mientras que el esqueleto de un adulto tan sólo 206.

DERMATITIS SEBORREICA

La dermatitis seborreica es una enfermedad inflamatoria y descamativa que aparece en zonas de la piel en las que existe abundante concentración de glándulas sebáceas.

¿En qué personas aparece con mayor frecuencia la dermatitis seborreica?

La dermatitis seborreica es una enfermedad de la piel que afecta generalmente a personas de edades comprendidas entre veinte y cincuenta años, siendo más frecuente en los varones. La dermatitis seborreica también puede afectar a lactantes en los tres primeros meses de vida.

¿Es una enfermedad frecuente?

Se trata de un proceso común que afecta al 1-3 por 100 de la población general. En ocasiones existe una predisposición familiar, sin que tengamos totalmente perfilado el tipo de herencia de esta enfermedad.

¿En qué zonas de la piel es más frecuente esta afección?

Afecta sobre todo al cuero cabelludo, la cara, el área preesternal (por delante del esternón) y los pliegues corporales, localizaciones en las que existe una elevada concentración de glándulas sebáceas.

¿Cuáles son los síntomas de la dermatitis seborreica?

Las lesiones cutáneas aparecen de forma gradual y en ocasiones producen picor (prurito). Aparecen manchas

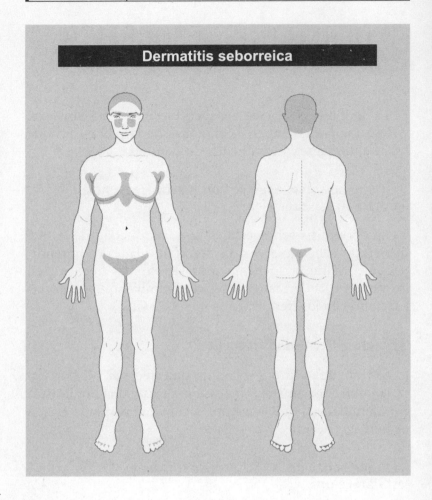

Dermatitis seborreica

(máculas) o zonas discretamente elevadas (pápulas) que se descaman, bien delimitadas y de color blanquecino a rojo amarillento.

¿Por qué aparece esta enfermedad?

La causa que condiciona la aparición de la dermatitis seborreica es todavía un misterio. Hay teorías que apuntan a que la génesis está en relación con algún microorganismo, aunque se barajan numerosos gérmenes (*Candida albicas, Corynebacterium acnes, Malassezia furfur*) todavía no hay ningún resultado firme. Por otra parte, en los enfermos con dermatitis seborreica se ha observado un incremento del tamaño de las glándulas sebáceas y una alteración en la composición química de su secreción.

Algunos investigadores han tratado de buscar una relación con la dieta, el alcohol o el estrés emocional, pero todavía es un misterio.

¿Cómo evoluciona la dermatitis seborreica?

Es una enfermedad crónica, en la que se alternan períodos de desaparición de la enfermedad (remisiones) con brotes (recurrencias). Estos ciclos son más frecuentes a nivel del cuero cabelludo.

¿Se puede prevenir la dermatitis seborreica?

Debido a que no conocemos cuáles son las causas que condicionan su aparición, no existe ninguna medida preventiva eficaz.

¿Cuál es el tratamiento de esta enfermedad?

En las lesiones que aparecen en el cuero cabelludo podemos utilizar champús con sulfuro de selenio o lociones con corticoides, para los casos más severos. Cuando la enfermedad afecta a la cara los corticoides tópicos (por ejemplo, crema de acetato de hidrocortisona al 1 ó 2,5 por 100) son una buena alternativa. En cualquier caso, antes de utilizar un producto consulte a su médico.

RECUERDE

- La dermatitis seborreica es una enfermedad cutánea común.

- Suele afectar a lactantes y adultos con edades comprendidas entre veinte y cincuenta años.

- Afecta a zonas de la piel con elevada concentración de glándulas sebáceas.

- La causa que condiciona su aparición es todavía un misterio.

- Suele evolucionar en recidivas y remisiones.

- Afecta con mayor frecuencia a varones.

- En el tratamiento de la dermatitis seborreica pueden ser útiles los corticoides tópicos.

SABÍA USTED QUE...

- Los pulmones contienen 2.400 km de vías de aire.

- El intestino delgado tiene aproximadamente 285 cm de longitud, mientras que el intestino grueso mide unos 150 cm.

- El estómago produce 480 litros de jugos gástricos anualmente.

- Las únicas zonas de nuestro organismo que no sudan son los labios, el glande y el lecho de las uñas.

ROSÁCEA

Rosácea es un vocablo que procede del latín y que significa «como rosas», debido a que los pacientes presentan una erupción en la cara producida por la reactividad de los capilares al calor.

¿Qué personas padecen esta enfermedad?

La rosácea es más frecuente en mujeres de edades comprendidas entre los treinta y los cincuenta años. Se ha observado que predomina en pacientes con tez clara, siendo menor su incidencia en individuos de piel pigmentada.

¿Cuáles son los síntomas de la rosácea?

Las lesiones cutáneas se localizan fundamentalmente a nivel de la cara, sobre mejillas y nariz, adoptan una coloración rojiza (eritematosa) con zonas sobreelevadas (pápulas), algunas de las cuales pueden contener pus (pústulas).

¿A qué se debe esta afección?

Las causas que motivan la aparición de la rosácea no se encuentran totalmente dilucidadas, se ha especulado que en su aparición pueden desempeñar un papel fundamental algunos gérmenes, el consumo de alcohol o incluso el estrés emocional.

¿Cuál es la evolución de la enfermedad?

Son frecuentes las recidivas de la enfermedad, con la desaparición completa tras varios años. En los varones puede dar origen a un rinofima (hipertrofia de las glándulas sebáceas de la nariz).

¿Cuál es el tratamiento de esta enfermedad?

El tratamiento inicial de la rosácea está constituido por antibióticos (tetraciclinas). Así mismo, pueden ser útiles los preparados tópicos a base de peróxido de benzoilo.

Se recomienda evitar las bebidas calientes, el consumo de alcohol, los cambios bruscos de temperatura, la luz solar, los picantes, etc.

El empleo de corticoides está contraindicado, puesto que favorecen la aparición de nuevas lesiones cutáneas.

RECUERDE

- La rosácea es más frecuente en mujeres.
- Las lesiones aparecen a nivel de las mejillas y nariz.
- Se desconoce las causas que motivan su aparición.
- En los varones puede provocar la aparición de rinofima.
- El tratamiento de la rosácea se realiza con antibióticos (tetraciclinas).
- Es conveniente evitar el consumo de alcohol y picantes, así como los cambios bruscos de temperatura.

SABÍA USTED QUE...

- Las articulaciones más pequeñas de nuestro organismo son las que unen los tres huesecillos del oído medio.
- Cada minuto mueren más de tres millones de células de nuestro organismo, la mayoría de las cuales se regeneran nuevamente.

ERISIPELA Y CELULITIS

La erisipela es una enfermedad cutánea producida por la infección de una bacteria (estreptococo del grupo A) que se caracteriza por producir una celulitis superficial.

¿En qué personas es más frecuente la erisipela?

Esta enfermedad cutánea es más frecuente en lactantes, niños y en ancianos.

¿Cuáles son los síntomas de la erisipela?

Es una enfermedad de carácter agudo, en la que las lesiones cutáneas son dolorosas a la palpación superficial, enrojecidas y con aumento de la temperatura. Los pacientes suelen presentar además malestar general y fiebre elevada.

¿A qué zonas de la piel afecta con mayor frecuencia la erisipela?

Las lesiones cutáneas suelen localizarse en el abdomen (especialmente en los lactantes), cara, cuero cabelludo y en las piernas (localización más frecuente en niños mayores y adultos).

¿Cuál es el tratamiento de la erisipela?

Debido a que esta enfermedad está producida por una bacteria, el tratamiento de elección es un antibiótico, en este caso una penicilina, durante unos diez días.

¿Cómo evoluciona la erisipela?

Habitualmente tras la instauración del tratamiento antibiótico la erisipela suele desaparecer.

¿Qué es la celulitis?

La celulitis es una inflamación del tejido celular subcutáneo de la piel (hipodermis).

¿En qué se diferencia la celulitis de la erisipela?

En la erisipela la inflamación es más superficial (dermis y epidermis), mientras que en la celulitis afecta a zonas profundas (hipodermis). En ambos casos la infección está producida por el mismo germen y los síntomas son similares.

RECUERDE

- La erisipela es una infección de las capas más superficiales de la piel.
- La celulitis es una infección de la hipodermis.
- Tanto en la erisipela como en la celulitis el estreptococo es el responsable de la aparición de las lesiones cutáneas.
- El tratamiento de estas enfermedades es un antibiótico (penicilina).
- La evolución habitual de la enfermedad es hacia la resolución completa.
- Además de las lesiones cutáneas los pacientes suelen presentar fiebre elevada y malestar general.

SABÍA USTED QUE...

- El hombre puede distinguir hasta 1.500 tonos musicales.
- La arteria más grande de nuestro organismo es la aorta, mientras que la vena más voluminosa es la cava.

CANDIDIASIS

La candidiasis es una enfermedad infecciosa producida por la *Candida albicans*, un germen que afecta tanto a la piel como a las mucosas.

¿Qué es una Candida?

La *Candida* es un germen que pertenece al grupo de los hongos, hay diferentes subtipos pero el más frecuente es la *Candida albicans*. En general, se denomina micosis a todas las infecciones producidas por hongos.

¿Cuál es la edad más frecuente en la que se produce la candidiasis?

La candidiasis afecta con mayor frecuencia a los lactantes, especialmente en el área del pañal.

¿Qué factores predisponen a la aparición de esta infección?

En los adultos hay una serie de factores de riesgo que predispone a la aparición de candidiasis, los más frecuentes son la diabetes, la obesidad, el embarazo, los anticonceptivos orales y los antibióticos.

¿A qué zonas de la piel afecta con mayor frecuencia esta infección?

La candidiasis se puede presentar de cinco formas clínicas diferentes: vulvovaginitis, balanitis, candidiasis oral, candidiasis del pañal y candidiasis interdigital.

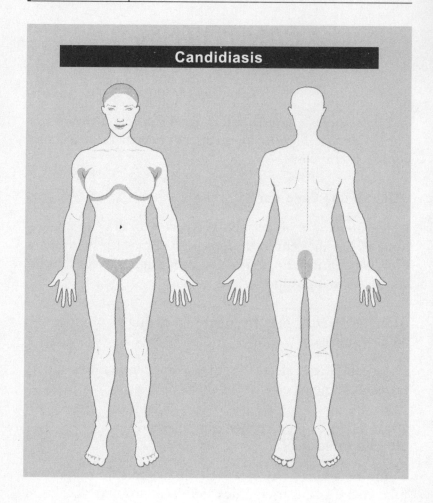

Candidiasis

La candidiasis vulvovaginal se caracteriza por afectar al área genital femenina. Las mujeres afectadas refieren intenso picor (prurito), la presencia de un flujo vaginal blanco cremoso, semejante a una cuajada, y la vagina de color rojo brillante.

En los varones la forma genital se presenta como balanitis, esto es, lesiones descamativas en el prepucio y en el glande.

La candidiasis oral también recibe el nombre de muguet, existen zonas blanquecinas en la lengua y en la mucosa de la boca. Cuando afecta a la zona de la comisura de la boca produce las conocidas «boqueras», lesiones que duelen cuando se abre la boca.

En los lactantes la infección se manifiesta como lesiones descamativas a nivel de la vulva y de la cara interna de los muslos.

Por último, la candidiasis interdigital afecta a la zona de los pliegues situada entre los dedos. Es frecuente que afecte también a las uñas.

¿Cuál es el tratamiento de la candidiasis?

Se suele iniciar un tratamiento tópico sobre las lesiones, si bien suele ser insuficiente y es preciso la administración de un tratamiento por vía oral.

RECUERDE

- La candidiasis es una infección producida por un hongo.
- Las infecciones producidas por hongos se denominan micosis.
- La candidiasis puede afectar a diferentes lugares de la piel.
- En los lactantes el lugar más frecuente es la zona del pañal.
- Hay una serie de factores que predisponen a la aparición de candidiasis, como por ejemplo la diabetes mellitus, los anticonceptivos orales y los antibióticos.
- Generalmente el tratamiento tópico suele ser insuficiente y es preciso un tratamiento oral.

SABÍA USTED QUE...

- En el oído hay un hueso que se llama estribo y que es el hueso más pequeño de nuestro organismo (mide aproximadamente 3 mm).
- Nuestros pies tienen 40 músculos y más de 200 ligamentos.
- Las glándulas salivares pueden proyectar la saliva a una velocidad aproximada de 170 km/h.

NEVUS, LUNARES Y PECAS

El término nevus se utiliza en dermatología para referirnos a malformaciones congénitas de la piel o bien a lesiones cutáneas formadas por melanocitos pigmentados.

¿Es lo mismo un nevus que un lunar?

Hay diferentes tipos de nevus: nevus epidérmico, nevus conjuntivo, nevus melanocítico, uno de ellos es el nevus celular o nevus común, también conocido como lunar.

Así pues, todos los lunares son nevus, pero no todos los nevus son lunares.

¿Cuándo aparecen los lunares?

Los lunares o nevus melanocíticos aparecen después de los primeros 6-12 meses de vida, suelen incrementar en número y tamaño a lo largo del crecimiento, para disminuir lentamente con la edad, la mayoría suelen desaparecer a los sesenta años.

¿Qué tipo de síntomas producen los lunares?

Los lunares no producen ningún tipo de sintomatología.

¿En qué personas son más frecuentes los lunares?

Los lunares son más frecuentes en las personas de raza blanca, el número varía con la edad, el tipo de piel y el grado de exposición solar. Se estima que, por término medio, cada persona tiene aproximadamente quince nevus.

Los lunares son menos frecuentes en personas de raza negra o con piel muy pigmentada.

¿Pueden ser malignos los lunares?

Los lunares pueden ser precursores de melanoma, por lo que conviene vigilarlos y ante el más mínimo cambio consultar a un especialista.

Debemos acudir a nuestro médico ante todo lunar que sangre, que duela, que pique o que haya incrementado de tamaño.

¿Qué son las pecas?

Efélides es el nombre científico de las pecas. Las pecas son un tipo especial de nevus que se localizan exclusivamente en las zonas de la piel que se encuentran expuestas al sol y que se suelen aclarar durante los meses de invierno.

¿Cuál es el tratamiento de los nevus?

El nevus no requiere tratamiento salvo en dos situaciones: cuando existan razones estéticas por parte del paciente y cuando haya cambios que puedan indicar que pueda degenerar a un melanoma.

RECUERDE

- Hay diferentes tipos de nevus.
- Todas las efélides y todos los lunares son nevus.
- Los lunares son más frecuentes en la raza blanca.
- Las pecas aclaran en invierno.
- El nombre científico de las pecas es efélides.
- Es preciso consultar a un especialista ante todo lunar que cambie de tamaño o que produzca síntomas (sangrado, picor o dolor).

SABÍA USTED QUE...

- Un ser humano produce dos billones de espermatozoides a lo largo de la vida, a un ritmo de 1.000 espermatozoides cada segundo.
- Durante la etapa fetal las orejas se sitúan en la base del cuello y que con el paso del tiempo ascienden hasta ocupar la situación definitiva.
- Por término medio una persona ventosea 3.000 veces al año.

ALOPECIA

La alopecia es un término médico que define la pérdida total o parcial de pelo, de cualquier tipo y origen.

¿Qué significa alopecia?

Este vocablo deriva de la palabra griega «alopex» que significa zorro, debido a que este animal pierde su pelo de verano en otoño y el de invierno en primavera.

¿Es una patología frecuente en las consultas de dermatología?

La alopecia representa aproximadamente el 5 por 100 de las consultas de un dermatológo, como es fácil suponer es una patología que preocupa a nuestra sociedad, desde un punto de vista estético.

¿Qué tipos de alopecias existen?

Básicamente distinguimos dos grandes grupos de alopecias: cicatriciales y no cicatriciales. En las alopecias no cicatriciales el folículo no se destruye, daño que sí se produce en las alopecias cicatriciales.

En el grupo de las alopecias cicatriciales se encuentran:

- Alopecia androgénica (calvicie común).
- Tricotilomanía.
- Alopecia areata.
- Efluvio felógeno.

Mientras que en las alopecias cicatriciales podemos distinguir:

- Por infecciones (por ejemplo, tiñas).

- Por agentes fisicoquímicos (por ejemplo, quemaduras).
- Por defectos del desarrollo y trastornos hereditarios.
- Por tumores (por ejemplo, linfomas).

¿A qué se debe la calvicie común?

La calvicie común es el tipo de alopecia más frecuente que existe, no es privativo del ser humano, sino que también afecta a otros primates, como por ejemplo, los chimpancés y los orangutanes.

En la aparición de la calvicie común intervienen varios factores, los principales son los hormonales y los genéticos.

Entre los factores hormonales, se ha constatado que los andrógenos (hormona sexual masculina) intervienen directamente en su aparición, esto se debe a que la unidad pilosebácea presenta receptores androgénicos.

En cuanto a los factores genéticos, se ha observado que la calvicie es más frecuente en adultos hijos de calvos, sin poder precisar con exactitud el modelo de herencia de la enfermedad.

¿Qué es la tricotilomanía?

Esta enfermedad se produce por la manipulación inconsciente del pelo del paciente. Es más frecuente en mujeres y niños. Las personas que lo padecen se retuercen de forma deliberada los pelos de la cabeza hasta que acaban rompiéndolos.

Como es de suponer, la tricotilomanía respeta las zonas de la cabeza que son más inaccesibles, como por ejemplo, la zona de la nuca.

¿Qué es la alopecia areata?

La alopecia areata es un tipo de alopecia que es debido a un proceso inmunológico, clínicamente se caracteriza por existir zonas alopécicas sobre zonas de pelo normal, es decir, hay áreas sin pelo en el cuero cabelludo.

Este tipo de alopecia puede presentarse a cualquier edad, siendo más frecuente entre la tercera y quinta década de la vida.

¿Cuál es el tratamiento de la alopecia?

Todavía no existe un tratamiento efectivo para la alopecia androgénica (calvicie común). En la mujer se puede intentar detener el proceso mediante potentes antiandrógenos (por ejemplo, acetato de ciproterona). En el varón se ha empleado con diferentes resultados la aplicación tópica de minoxidil al 2 por 100.

RECUERDE

- Hay diferentes tipos de alopecias.
- La alopecia más frecuente es la androgénica (calvicie común).
- La alopecia es un motivo frecuente de consulta en dermatología.
- La alopecia areata se produce por un mecanismo inmunológico.
- En la aparición de alopecia androgénica intervienen factores hormonales y hereditarios.

SABÍA USTED QUE...

- A lo largo de nuestra vida respiramos, por término medio, entre 650 y 750 millones de veces.

SARAMPIÓN

El sarampión es una enfermedad típica de la infancia, causada por un agente infeccioso; presenta, como a continuación veremos, tres fases clínicas: de incubación (dura 10-12 días), prodrómica o intermedia y una fase final en la que aparecen las lesiones cutáneas.

¿Qué tipo de patógeno produce el sarampión?

El sarampión es una enfermedad infecciosa producida por un virus.

¿Cuál es el mecanismo de transmisión de la enfermedad?

El virus del sarampión penetra a través de las fosas nasales, desde allí pasa al aparato respiratorio, desde donde se disemina por todo el organismo.

¿En qué momento son contagiosos los pacientes con sarampión?

La mayor contagiosidad se produce durante los días previos a la aparición de las lesiones cutáneas, el virus es transmitido a través de las gotitas de saliva.

Es una enfermedad muy contagiosa, se estima que aproximadamente el 90 por 100 de las personas susceptibles de padecer la enfermedad (aquellas que no tienen las defensas frente al virus) la adquirieren.

¿Cuáles son los síntomas de la enfermedad?

Inicialmente hay un período de incubación de unos diez días, a partir de los cuales el paciente presenta malestar general. Posteriormente existe enrojecimiento ocular (inyección conjuntival), con aversión a la luz (fotofobia) y unas lesiones propias en el interior de la boca (manchas blanco-azuladas).

Al cuarto día de la enfermedad aparecen las lesiones cutáneas características: un enrojecimiento (exantema) que se inicia en la frente y detrás de las orejas, desde donde se extiende a la cara y los miembros. A partir de la primera semana el exantema disminuye en intensidad, para dejar una descamación residual.

¿Qué complicaciones puede desencadenar el sarampión?

El sarampión puede complicarse con infecciones bacterianas, tales como la otitis o neumonías, si bien, no es lo habitual.

¿Cómo se puede prevenir esta enfermedad?

La prevención de la enfermedad se basa en una vacunación sistemática durante la infancia, mediante la administración de virus atenuados, es decir, virus «débiles», incapaces de producir la enfermedad pero lo suficientemente «fuertes» como para generar mecanismos de defensa en nuestro organismo.

¿Cuál es el tratamiento del sarampión?

El tratamiento del sarampión va dirigido al alivio de los síntomas, no existe ningún tratamiento eficaz para combatir al virus.

RECUERDE

- El sarampión es una enfermedad infecciosa producida por un virus.

- Es una enfermedad muy contagiosa.

- Las lesiones cutáneas se inician en la cara y detrás del pabellón auricular.

- El exantema del sarampión desaparece a los siete días.

- El sarampión se puede complicar con infecciones (otitis, neumonía).

- El tratamiento del sarampión es sintomático.

SABÍA USTED QUE...

- Los glóbulos rojos viven tan sólo 180 días, por término medio.

- Nuestra columna vertebral está formada por 34 vértebras.

PSORIASIS

La psoriasis es una alteración de la piel, caracterizada por la existencia de unas pápulas descamativas.

¿A qué personas afecta con mayor frecuencia la psoriasis?

La psoriasis afecta al 1,5-2 por 100 de la población, en una tercera parte de los pacientes aparece antes de los veinte años. Afecta con menor frecuencia a los indios americanos, a los africanos y a los japoneses.

¿Es una enfermedad hereditaria?

La psoriasis es una enfermedad hereditaria con un patrón de herencia multifactorial, esto es, depende de numerosos factores.

¿Qué situaciones predisponen a la aparición de las lesiones?

Son múltiples los factores y situaciones asociados a la aparición de las lesiones típicas de la psoriasis, entre ellos se encuentran ciertos medicamentos (corticoides, litio), el alcohol y el estrés.

¿Cuáles son los síntomas típicos de la psoriasis?

Lesiones cutáneas descamativas, bien delimitadas y de coloración nacarada.

¿En qué zonas aparecen las lesiones típicas de la psoriasis?

En la figura de la página siguiente hemos representado las localizaciones características de la psoriasis: cuero cabelludo, codos, rodillas y uñas, fundamentalmente.

¿Cuál es el tratamiento de la psoriasis?

Es difícil definir un tratamiento estándar de la psoriasis puesto que depende de varios factores: tipo de psoriasis (hay varias formas), estadio de la enfermedad (aguda o crónica), localización, edad del paciente y grado de incapacidad.

En general, los pacientes suelen responder de forma favorable a los baños de sol.

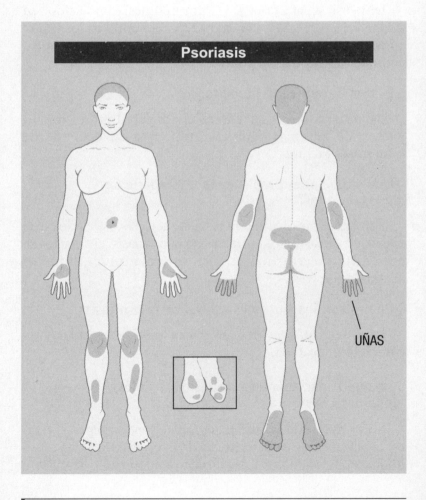

Psoriasis

UÑAS

¿Se puede prevenir la psoriasis?

Hasta la fecha no existe ningún método preventivo de la psoriasis.

RECUERDE

- La psoriasis es una enfermedad frecuente en las consultas de dermatología.
- En un elevado porcentaje afecta a personas menores de veinte años.
- Presenta un patrón hereditario complejo (multifactorial).
- Se caracteriza por la presencia de lesiones descamativas.
- El tratamiento es complejo, en función de numerosos factores.
- Los baños de sol mejoran las lesiones de la psoriasis.
- No existe ninguna medida preventiva.

SABÍA USTED QUE...

- El músculo de la piel se llama horripilador.
- La primera vértebra cervical se llama atlas, ya que se articula con la cabeza, como si de una bóveda celeste se tratara.

VERRUGA

La verruga vulgar es un crecimiento benigno de la piel que se presenta como pequeñas elevaciones.

¿Por qué se produce esta enfermedad cutánea?

Las verrugas son producidas por un virus, el virus del papiloma humano (VPH), es, por tanto, una enfermedad infecciosa.

¿A qué edad es más frecuente?

Epidemiológicamente, las verrugas tienen una mayor incidencia en las edades escolares, disminuyendo progresivamente a partir de los veinticinco años. Las verrugas son más frecuentes en las niñas que en los niños.

¿Cuáles son las localizaciones más frecuentes?

Las verrugas vulgares se localizan fundamentalmente en el dorso de las manos y en los dedos de las mismas; en los niños menores de doce años, también pueden aparecer en las rodillas.

¿Qué situaciones favorecen su aparición?

Es difícil precisar cuales son las principales causas que favorecen la aparición de las verrugas, se ha comprobado que pequeños traumatismos, así como el hábito de morderse las uñas, favorecen la aparición de las verrugas vulgares.

¿Cuáles son los síntomas principales de las verrugas?

Las verrugas son asintomáticas, con la excepción de las verrugas que afectan a la piel situadas alrededor de las uñas (periungueales), que pueden afectar al crecimiento de las uñas.

¿Cuál es el tratamiento?

Se estima que aproximadamente el 65 por 100 de las verrugas vulgares desaparecen de forma espontánea en el transcurso de dos años. Para erradicarlas se puede emplear nitrógeno líquido.

RECUERDE

- Las verrugas son una enfermedad cutánea benigna.
- Son producidas por un virus (VPH).
- Son más frecuentes durante la infancia.
- Afectan principalmente al dorso y dedos de las manos.
- No producen ningún tipo de sintomatología.
- Suelen desaparecer de forma espontánea.

SABÍA USTED QUE...

- El corazón bombea diariamente 13.640 litros de sangre.
- Parpadeamos, por término medio, quince veces por minuto.
- La gestación de un hamster dura tan sólo quince días.

HERPES SIMPLE

Las infecciones por los virus herpes simple son de las más frecuentes en los seres humanos. Se calcula que el 80 por 100 de la población mundial tiene anticuerpos frente al virus herpes simple.

¿Cuántos tipos de virus herpes simple existen?

Hay dos tipos de virus herpes simple (VHS): 1 y 2. Cada uno de estos tipos producen una infección con características diferentes, como ahora veremos.

¿Cómo se produce el contagio de los virus herpes simple?

El contagio de los virus herpes simple se realiza mediante el contacto directo de la piel con una lesión o con saliva o con secreciones genitales de un portador asintomático.

¿En qué momento de la vida se suele producir el contagio?

Generalmente el contagio se produce durante la infancia, en el tipo 1, y no produce ningún tipo de síntomas en el 95 por 100 de los casos.

En el virus herpes simple tipo 2 el contagio acontece después de la pubertad, suele producirse por vía sexual y generalmente la infección es sintomática.

¿Cuáles son los síntomas de la enfermedad?

Habitualmente la primera infección (primoinfección) es asintomática, en el supuesto de que produzca síntomas suelen ser menos leves que las recurrencias.

La forma más frecuente de primoinfección es la gingivo-estomatitis, que suele producirse en niños con edades comprendidas entre uno y cinco años. Después de un período de incubación variable (3-5 días) aparecen múltiples vesículas que se fragmentan con gran facilidad y que suelen localizarse alrededor de la boca.

Estas lesiones cutáneas desaparecen en un período de dos semanas.

El virus herpes simple tipo 2 es la causa más frecuente de úlceras genitales, produciéndose la infección por vía sexual. En este caso el período de incubación es más largo (3-14 días), suelen aparecer vesículas que terminan ulcerándose en 2-4 días y que se caracterizan por ser muy dolorosas. Estas lesiones suelen localizarse en el glande, prepucio y base del pene, en el caso del varón, y en la vulva, vagina y cérvix, en la mujer.

¿Cuáles son las principales complicaciones de esta infección?

La principal complicación de la infección por virus herpes simple son las recidivas (recurrencias), que aparecen en una proporción variable y que son clínicamente más intensas.

¿Qué situaciones condicionan la aparición de una recurrencia?

Son múltiples los factores implicados en la aparición de una recurrencia herpética, entre ellos se encuentran el estrés, los traumatismos, las infecciones, la exposición solar y la menstruación. Las recurrencias se caracterizan por la aparición de vesículas, generalmente alrededor de la boca.

¿Cuál es el tratamiento de la infección por virus herpes simple?

Habitualmente los pacientes que tienen manifestaciones clínicas leves tan sólo precisan un tratamiento sintomático, así como un especial cuidado cutáneo para evitar la sobreinfección de las lesiones.

En pacientes con alteración del sistema inmunitario (inmunodeprimidos) o en aquellos en los que las lesiones sean más severas es preciso iniciar un tratamiento con aciclovir.

RECUERDE

- Hay dos tipos de virus herpes simple: 1 y 2.
- Aproximadamente el 80 por 100 de la población tiene anticuerpos frente al virus herpes simple tipo 1.
- El virus herpes simple tipo 2 se transmite por vía sexual.
- La causa más frecuente de úlceras genitales es el virus herpes simple tipo 2.
- Las lesiones cutáneas del virus herpes simple tipo 1 se suelen localizar alrededor de la boca.
- Son muy frecuentes las recurrencias por virus herpes simple.

SABÍA USTED QUE...

- Según el Antiguo Testamento, Matusalén vivió la friolera cifra de 969 años, procreando hasta los últimos días de su vida.
- Los seres humanos son los únicos primates que no tienen pigmentación en sus manos.
- Si desplegáramos nuestros intestinos ocuparían una extensión de 400 metros cuadrados.
- El cerebro consume el 25 por 100 del oxígeno que respiramos.

RUBÉOLA

La rubéola es una enfermedad cutánea benigna de tipo infeccioso, generalmente benigna y que su principal riesgo es cuando aparece en mujeres gestantes.

¿Cuál es el patógeno que produce la rubéola?

La rubéola está causada por un virus, el virus de la rubéola.

¿A qué edad es más frecuente esta enfermedad?

La rubéola afecta con mayor frecuencia a adolescentes y adultos jóvenes.

¿Cómo se transmite la rubéola?

La rubéola se transmite por vía aérea, a través de las gotitas de la saliva.

¿Cuáles son los síntomas de la enfermedad?

Inicialmente hay un período de incubación largo (2-3 semanas), que se sigue de un incremento del tamaño de los ganglios linfáticos (adenopatías), fundamentalmente a nivel cervical y detrás de las orejas (retroauricular), que suele comenzar con fiebre, malestar general y cefalea.

A continuación aparece la lesión cutánea (exantema) que se inicia en la cara y que se extiende rápidamente hacia tronco y extremidades, aclarando en pocos días.

¿En qué momento es mayor el riesgo de contagio?

La infectividad de la rubéola es mayor al final del período de incubación, disminuyendo durante los primeros días del inicio de la erupción cutánea.

¿Cuáles son las principales complicaciones de la enfermedad?

Las complicaciones son infrecuentes, puede aparecer inflamación articular (artritis) o afectación del sistema nervioso central (encefalitis).

¿Cuál es el tratamiento de la rubéola?

No existe ningún tratamiento específico, únicamente el tratamiento sintomático.

¿Cuándo existe mayor riesgo de daño fetal durante el embarazo?

El mayor riesgo de daño fetal se produce durante las primeras once semanas de embarazo, en las que el riesgo es de hasta el 90 por 100. El virus de la rubéola puede producir alteraciones cardíacas, retraso mental y alteraciones oculares.

Entre la doce y la dieciséis semanas el riesgo de afectación decrece a un 25 por 100, pudiendo producir sordera.

RECUERDE

- La rubéola es una enfermedad infecciosa producida por un virus.
- Suele afectar con mayor frecuencia a adolescentes y adultos jóvenes.
- La enfermedad se transmite a través de las gotas de saliva (vía aérea).
- El mayor riesgo de contagio se produce al final del período de incubación, antes de que hayan aparecido los síntomas cardinales de la enfermedad.
- Las complicaciones son infrecuentes.
- El principal riesgo de esta enfermedad es que pueda producir daño fetal en la mujer gestante.
- No existe ningún tratamiento específico contra la enfermedad.

SABÍA USTED QUE...

- Los pulmones contienen unos 300 millones de alveolos, que son los lugares en donde se realiza el intercambio gaseoso.
- Un espermatozoide tiene 0,05 mm de longitud y tarda en madurar unas 10 semanas.
- El 95 por 100 de la orina está compuesta por agua.
- Un espermatozoide se desplaza a 3 mm por hora.

ATLAS DE LESIONES ELEMENTALES

Úlcera

Una úlcera es una lesión cutánea que se produce por destrucción de la capa más superficial de la piel (epidermis) y la zona más superior de la intermedia (dermis).

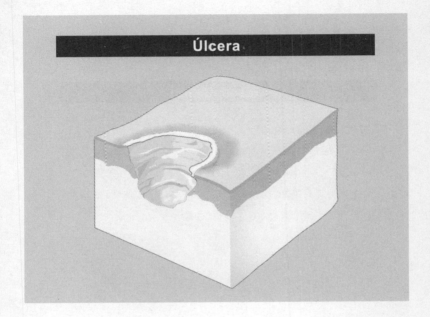

Descamación

La descamación de la piel se produce por la pérdida de la capa superior de la epidermis. Aparece, por ejemplo, en la psoriasis.

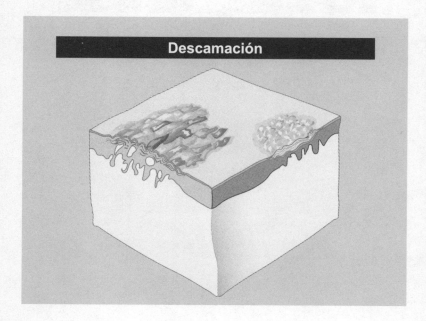

Costras

Las costras son el resultado final de secado de la superficie de la piel. Pueden ser de diferentes colores, en función del material del que proceden:

- Amarillas: formadas por suero seco.
- Verdes o verde-amarillentas: exudado purulento.
- Marrones o rojizas: sangre.

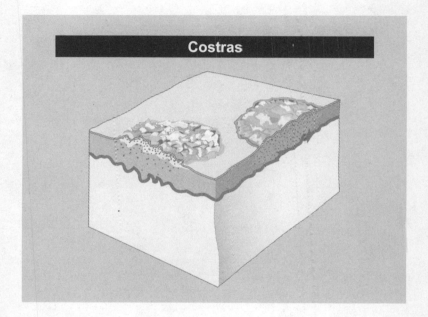

Costras

Vesícula

Es la formación de una sobreelevación sobre la piel, que a diferencia de la pápula, contiene líquido. Puede ser debida a la destrucción de las uniones existentes entre las células o bien por alteración de las células epidérmicas, tal como sucede, por ejemplo, en la varicela.

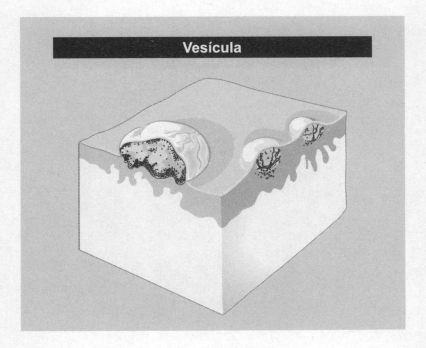

Vesícula

Pústula

La pústula es una elevación circunscrita de la piel, que contiene un líquido purulento blanquecino en su interior.

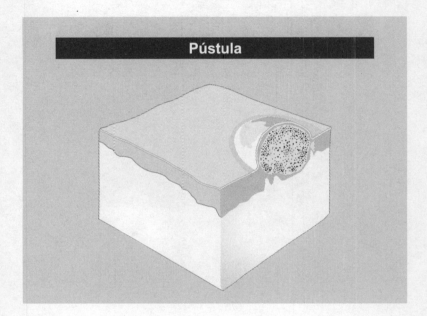

Pústula

Nódulo

Un nódulo es una lesión sólida que crece en profundidad. Los nódulos pueden ser debidos a pequeños acúmulos o infiltrados (A) o bien por tumores (B).

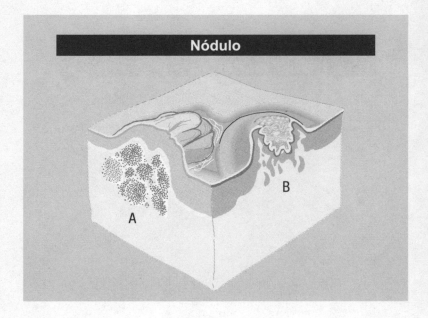

Habón

Un habón o roncha es una elevación cutánea de coloración rojiza pálida, de aspecto plano o redondeado. Es producido por el edema localizado en la zona superior de la dermis.

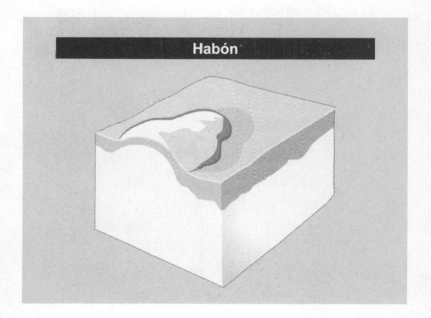

Habón

Placa

Una placa es una elevación de la superficie cutánea que ocupa un área relativamente grande.

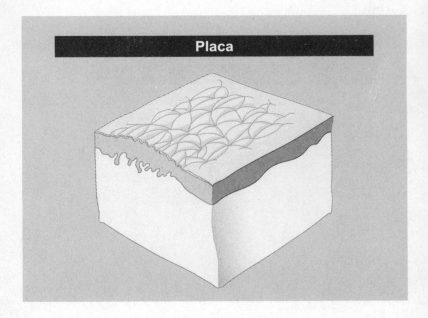

Placa

Pápula

Una pápula es una lesión sólida, caracterizada por existir una elevación de la superficie de la piel no superior a 1 cm de diámetro.

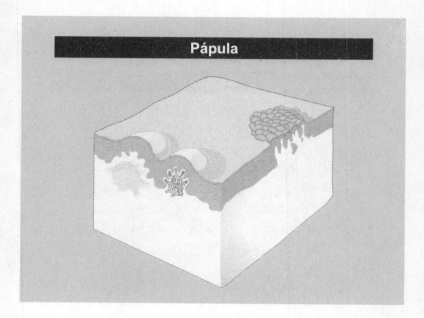

Pápula

Mácula

Una mácula es una lesión cutánea, no sobreelevada, esto es, una mancha, que adopta un cambio en la coloración, respecto al resto de la piel.

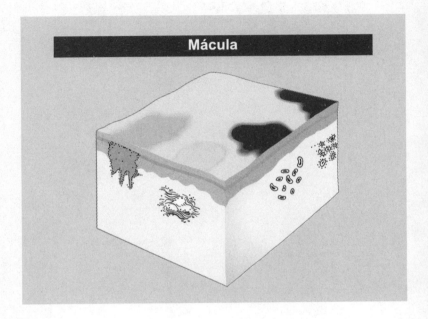

Mácula

GLOSARIO

Comedogénica

Sustancia que favorece la aparición de comedones (acné).

Comedolítica

Sustancia que favorece la desaparición de comedones (acné).

Dermis

Capa intermedia de la piel, situada entre la epidermis y la hipodermis.

Epidermis

Capa más superficial de la piel.

Extravasación

Salida de proteínas y de otras sustancias desde un vaso sanguíneo, por incremento de la permeabilidad.

Feromona

Hormona encargada de la atracción sexual dentro de una misma especie.

Flictena

Quemadura solar que afecta a la piel en profundidad, es lo que habitualmente se denomina ampolla.

Hematófago

Todo aquel animal o parásito que se alimenta de sangre.

Hiperhidrosis

Sudoración excesiva de alguna zona de la piel.

Hipodermis

Capa más profunda de la piel.

Inmunodepresión

Alteración del sistema inmunológico.

Interdigital

Entre dos dedos.

Mácula

Mancha cutánea, que puede ser por incremento de la melanina (hiperpigmentada) o por disminución de la misma (hipopigmentada).

Melanina

Pigmento responsable del color de la piel.

Melanocitos

Células encargadas de la producción de la melanina.

Músculo horripilador.

Músculo de la piel, es el responsable de la aparición de la «carne de gallina».

Neuralgia postherpética.

Dolor lacinante que aparece en el herpes zoster.

Nódulo

Lesión cutánea que no se visualiza, pero que se palpa en profundidad.

Pápula

Lesión cutánea sobreelevada.

Pediculosis

Infección por piojos.

Prurito

Picor cutáneo.

Pústula

Lesión cutánea sobreelevada que contiene pus.

Roncha

Sinónimo de habón. Es la lesión dermatológica característica de las urticarias.

Subdigital

Debajo de los dedos.

Teratogénico

Todas aquellas sustancias que producen malformaciones fetales.

Urticante

Dícese de los animales y las plantas cuyo contacto produce una picadura, como por ejemplo, la ortiga.

Urticaria

Erupción cutánea que se caracteriza por existir un importante picor cutáneo.

Vasodilatación

Dilatación de un vaso sanguíneo

CUESTIONARIO

Este test le ayudará a evaluar los conocimientos adquiridos en este libro sobre las enfermedades cutáneas que afectan a nuestro organismo:

- Entre 40 y 50 aciertos: excelente.
- Entre 30 y 40 aciertos: notable.
- Entre 25 y 30 aciertos: regular.
- Menos de 25 aciertos: debería volver a leer el libro.

1. **Señalar la afirmación correcta referida al eccema del lactante:**

   A. Aparece generalmente a partir del cuarto mes de vida.
   B. No precisa ningún tratamiento, puesto que suele desaparecer espontáneamente.
   C. Afecta fundamentalmente a párpados, mejillas y cuero cabelludo.

2. **La tiña es una enfermedad cutánea producida por:**

   A. Hongos.
   B. Virus.
   C. Bacterias.

3. **La sarna también recibe el nombre de:**

   A. Vitíligo.
   B. Escabiosis.
   C. Pediculosis.

4. **Señalar la afirmación correcta referida a la dermatitis o eccema de contacto:**

   A. Es producida por bacterias.
   B. Se caracteriza porque existen manchas blancas en la piel.
   C. Se produce cuando la piel entra en contacto con sustancias irritantes.

5. Señalar la afirmación correcta referida a la sarna:

  A. Es preciso tratar a las mascotas.

  B. No es una enfermedad contagiosa.

  C. El tratamiento de elección es el lindane.

6. Señalar la afirmación correcta referida a la lepra:

  A. No disponemos de tratamiento eficaz contra la enfermedad.

  B. Se dispone de varias vacunas efectivas.

  C. Es una enfermedad milenaria que ya aparece recogida en el Levítico.

7. Señalar la afirmación correcta referida a la piel:

  A. Los vasos sanguíneos de la piel se encuentran en la dermis.

  B. El principal componente de la hipodermis es el colágeno.

  C. La piel tiene cuatro capas bien diferenciadas.

8. Señalar la afirmación correcta referida a la piel:

  A. La melanina es fabricada por los queratinocitos.

  B. Con la edad la piel se vuelve más tersa y suave.

  C. Los melanocitos producen dos tipos diferentes de pigmentos.

9. Señalar la afirmación correcta referida al cáncer de piel:

  A. El melanoma es el tipo más frecuente.

  B. La disminución de la capa de ozono favorece su aparición.

  C. No se puede prevenir.

10. Señalar la afirmación incorrecta referida al cáncer de piel:

  A. Las cremas protectores previenen su aparición.

  B. Hay tres tipos diferentes.

  C. El carcinoma basocelular es el más maligno.

11. **Señalar la afirmación incorrecta referida a la dermatitis atópica:**

    A. Suele manifestarse al comienzo de la vida.

    B. Carece de tratamiento curativo.

    C. Nunca se asocia a fiebre del heno.

12. **Señalar la afirmación correcta referida al albinismo:**

    A. Es una enfermedad ligada al sexo.

    B. Es una enfermedad producida por un virus.

    C. El número de melanocitos en la piel es normal.

13. **La pitiriasis versicolor es una enfermedad causada por:**

    A. Un virus.

    B. Un hongo.

    C. Una bacteria.

14. **¿Cuál es el cáncer de piel más frecuente?**

    A. Melanoma.

    B. Epitelioma espinocelular.

    C. Carcinoma basocelular.

15. **Señalar la afirmación falsa referida al cáncer de piel:**

    A. El factor de protección evita que pasen todas las radiaciones solares.

    B. El melanoma es el tipo más agresivo.

    C. El diagnóstico definitivo se realiza mediante una biopsia.

16. **¿Cuál es el tratamiento más eficaz para el tratamiento de la hiperhidrosis?**

    A. Tratamiento hormonal.

    B. Tratamiento médico a base de lociones.

    C. Tratamiento quirúrgico.

17. **Señalar la afirmación incorrecta referida a la medusa:**

   A. Generalmente su picadura se acompaña de shock anafiláctico.
   B. Es un animal acuático que suele vivir en aguas marinas calientes.
   C. La medusa es un animal invertebrado.

18. **Señalar la afirmación correcta referida a las picaduras de insectos:**

   A. Lo más importante es exprimir la zona de la picadura.
   B. Nunca producen shock anafiláctico.
   C. Todas las arañas son venenosas.

19. **Señalar la afirmación correcta referida a las picaduras de insectos:**

   A. Las abejas siempre pierden el aguijón.
   B. Las picaduras por escorpión tienen una elevada mortalidad en España.
   C. Ninguna picadura por araña produce riesgo mortal.

20. **La lepra es producida por:**

   A. Un hongo.
   B. Un bacilo.
   C. Un virus.

21. **Señalar la afirmación correcta referida la dermatitis atópica:**

   A. Es una enfermedad típica de adultos a partir de la quinta década de la vida.
   B. Las lesiones suelen aparecer habitualmente en la espalda.
   C. El síntoma principal es el prurito (picor).

22. **Señalar la afirmación correcta referida al albinismo:**

   A. Todos los hijos de padres albinos serán albinos.
   B. Una persona no puede tener albinismo si sus padres no son albinos.
   C. Es una enfermedad autosómica recesiva.

23. **Señalar la afirmación correcta referida a la hiperhidrosis:**

   A. Se produce por un déficit de melanocitos de la piel.
   B. Es una enfermedad infrecuente.
   C. El tratamiento se realiza con antibióticos.

24. **Señalar la afirmación correcta referida a las medusas:**

   A. Suele vivir en ríos montañosos.
   B. Las lesiones cutáneas se producen por el simple contacto.
   C. Son animales vertebrados.

25. **Señalar la afirmación correcta referida a la varicela:**

   A. Es una enfermedad producida por un virus.
   B. Es muy contagiosa.
   C. Tiene un tratamiento efectivo en la mayoría de los casos.

26. **La varicela es contagiosa durante:**

   A. Únicamente durante el período de incubación.
   B. A partir de la aparición de las lesiones cutáneas.
   C. Desde unos días antes de que aparezcan las lesiones hasta que todas adoptan la fase de costra.

27. **Señalar la afirmación correcta referida a la varicela:**

   A. La vacunación es efectiva y segura.
   B. Nunca produce malformaciones fetales.
   C. La transmisión de la enfermedad se realiza a través del aire.

28. **El herpes zoster está producido por:**

   A. Un virus.
   B. Una bacteria.
   C. Un hongo.

29. **Señalar la afirmación incorrecta referida al herpes zoster..**

   A. Habitualmente es más frecuente en personas de más de cincuenta años.
   B. Uno de los pilares terapéuticos son los analgésicos.
   C. Los antibióticos a altas dosis previenen su aparición.

30. **El tratamiento de la lepra es:**
    A. Un antibiótico.
    B. Psoralenos.
    C. Rayos ultravioleta tipo A.

31. **Señalar la afirmación correcta referida a la lepra:**
    A. Tiene un período de incubación muy largo.
    B. Se transmite simplemente con el saludo de manos o con un abrazo.
    C. Es una enfermedad muy contagiosa.

32. **Señalar la afirmación correcta referida a la piel:**
    A. La piel está formada por dos capas perfectamente delimitadas.
    B. Con la edad la piel pierde la grasa subcutánea.
    C. El principal componente de la epidermis es el colágeno.

33. **Señalar la afirmación incorrecta referida al albinismo:**
    A. Se hereda de forma autosómica recesiva.
    B. Hay dos variantes.
    C. Las personas albinas tienen acortada la vida, casi todos fallecen en la adolescencia.

34. **Señalar la afirmación correcta referida al cáncer de piel:**
    A. El tipo más agresivo es el carcinoma espinocelular.
    B. El factor de riesgo más importante es la exposición solar.
    C. Es un tipo de cáncer poco frecuente.

35. **Señalar la afirmación incorrecta referida al cáncer de piel.**
    A. Su incidencia ha incrementado en los últimos cuarenta años.
    B. Es muy importante la prevención precoz y la detección precoz.
    C. No tiene curación en la actualidad.

36. Señalar la afirmación correcta referida al acné:

A. No hay ningún fármaco eficaz en su tratamiento.

B. Es una enfermedad poco frecuente.

C. Los alimentos no influyen en su aparición.

37. Señalar la afirmación correcta referida al acné:

A. Es más frecuente en los varones.

B. Nunca aparece en el embarazo.

C. Los estrógenos son las hormonas más directamente implicadas en su aparición.

38. Señalar la afirmación correcta referida al acné:

A. Hay tres tipos diferentes de acné, en función de su severidad.

B. Es una enfermedad polimórfica, esto quiere decir que puede haber diferentes lesiones simultáneamente.

C. Siempre hay que tratarla con ácido retinoico o sus derivados.

39. Señalar la afirmación correcta referida a la rosácea:

A. Es un tipo de acné.

B. Es más frecuente en los lactantes.

C. En los varones puede provocar la aparición de rinofima.

40. Señalar la afirmación incorrecta referida al tratamiento de la rosácea:

A. Conviene evitar el consumo de alcohol.

B. Son beneficiosos los baños de sol.

C. Conviene evitar los picantes.

41. Señalar la afirmación correcta referida a la dermatitis seborreica:

A. Es una enfermedad frecuente.

B. Las lesiones se suelen localizar en el abdomen.

C. El tratamiento de elección son los antibióticos (tetraciclinas).

42. Señalar la afirmación correcta referida a la erisipela:

A. Está producida por una bacteria.

B. Es una infección de la hipodermis.

C. El tratamiento de la erisipela son los corticoides.

43. Señalar la afirmación incorrecta referida a la alopecia:

A. La alopecia androgénica es el tipo más frecuente.

B. La tricotilomanía se debe a un exceso de hormona androgénica.

C. Es un motivo frecuente de consulta dermatológica.

44. Señalar la afirmación correcta referida al sarampión:

A. Es una enfermedad producida por una bacteria.

B. Las lesiones cutáneas comienzan en el tórax.

C. Es una enfermedad muy contagiosa.

45. Señalar la afirmación correcta referida al sarampión:

A. Puede complicarse con otitis y neumonía.

B. Tiene un tratamiento específico dirigido frente al virus.

C. No existe ninguna vacuna efectiva.

46. Señalar la afirmación correcta referida a la verruga:

A. Suelen aparecer con mayor frecuencia durante la vejez.

B. La localización más frecuente es en la cara.

C. Son producidas por virus.

47. Señalar la afirmación correcta referida al virus herpes simple:

A. Hay dos tipos de virus herpes simple.

B. Suele afectar al 1-5 por 100 de la población mundial.

C. Son la causa más frecuente de verrugas en la infancia.

48. Señalar la afirmación incorrecta referida a la rubéola:

A. La enfermedad está producida por un hongo.

B. Puede afectar al feto de una gestante.

C. No existe ningún tratamiento específico frente a la enfermedad.

49. Señalar la afirmación correcta referida al sarampión:

A. Es una enfermedad producida por una bacteria.

B. El sarampión es propio de la infancia.

C. La enfermedad se transmite por vía sexual.

50. Señalar la afirmación incorrecta referida a la pitiriasis versicolor:

A. Habitualmente deja cicatrices.

B. Las lesiones se localizan fundamentalmente en el tronco.

C. Está producida por un hongo.

SOLUCIONES

1. C	18. C	35. C
2. A	19. A	36. C
3. B	20. B	37. A
4. C	21. C	38. B
5. C	22. C	39. A
6. C	23. B	40. B
7. A	24. B	41. A
8. C	25. B	42. A
9. B	26. C	43. B
10. C	27. A	44. C
11. C	28. A	45. A
12. C	29. C	46. C
13. B	30. A	47. A
14. C	31. A	48. A
15. A	32. B	49. B
16. C	33. C	50. A
17. A	34. B	

ÍNDICE DE MATERIAS

A

Abejas 22, 37-41, 43

Absceso 27-28

Ácaro 65-70

Aciclovir 116, 121, 163

Acné 25 ss.

Albinismo 103 ss.

Alergeno 47-48

Alopecia 58, 147 ss.

Ampolla 33, 92, 96, 183

Antibiótico 22-23, 29, 76, 136-139, 142

Arácnidos 37, 41

Arañas 43

Asma 54

Aspirina 116

Avispa 22, 37-39, 43

B

Balanitis 139-140

Bronceado 88, 90, 93, 96

C

Cabello 20, 49, 64, 122

Calvicie 15, 147-149

Canas 15, 19, 59

Candidiasis 139 ss.

Carcinoma 85-86

Celentéreo 33

Celulitis 137 ss.

Chinche 38

Cloruro 108-109

Colágeno 13, 19

Comedolítico 29

Corticoides 34-35, 42, 48-49, 61, 133-134, 136, 155

Cortisona 61, 133

Cosmético 28, 49

Cuero cabelludo 15, 54, 59, 98, 113, 123-124, 127, 131, 133, 137, 148, 155

Culebrilla 119-120

D

Dermatitis (atópica) 51 ss.

Dermatitis seborreica 131 ss.

Dermis 13, 14, 19, 21, 28, 45, 51, 54, 138, 171, 177

Descamación 46, 55, 152, 172

Diabetes (mellitus) 98, 139, 142

E

Eccema 45 ss.

Efélides 144-145

Enfermedad de Addison 58

Enfermedad de Hansen 71

Epidermis 13, 15, 19, 45, 47, 51, 54, 103, 138, 171-172

Epitelioma 85, 88

Erisipela 137 ss.

Eritema 46-47, 92, 96

Eritematosa 74, 86, 99, 135

Erupción 51, 53, 111, 113-114, 135, 165, 186

Escabiosis 65, 70

Escorpión 42-43

Estreptococo 137-138

Exantema 152-153, 165

F

Feromona 18, 183

Fiebre del heno 51-52, 54

Folículo piloso 13, 16

Fotofobia 152

G

Garrapata 37, 39, 41

Glándulas, salivares 142

          sebáceas 13, 25-27, 131, 133-135

          sudoríparas 17-20, 108

          suprarrenales 58

H

Habón 177, 185

Halo nevus 59

Herpes (simple) 161 ss.

Herpes (zoster) 111, 119 ss.

Hiperhidrosis 107 ss., 184

Hongo 55, 97-98, 100-101, 139, 142

I

Inmunosupresión 119

Insectos 37 ss., 127

Isotretinoina 29

L

Ladilla 127 ss.

Lepra 71 ss.

Liendre 124-127

Liquenificación 47

M

Mácula 57, 75, 132, 180, 184

Mancha 13, 16, 55-57, 71-84, 112, 131, 152, 180

Medusa 33 ss.

Melanina 57, 63, 103-104, 106, 184

Melanocitos 14-16, 19, 57-58, 63, 103-104, 106, 143, 184

Melanoma 79, 85-86, 144

Micosis 55-56, 97-98, 139, 142

Minoxidil 149

Mosquito 37-38, 43

Muguet 141

N

Necrosis 92, 96

Nervio 13-14, 74-75, 101,108, 120, 122

Neuralgia postherpética 120, 185

Nevus 143 ss.

Nódulo 28, 74, 176, 185

O

Ozono 57, 64, 88, 91

P

Pápula 33, 42, 74, 86, 112, 132, 135, 155, 174, 179, 185

Pecas 143 ss.

Pediculosis 123 ss., 127, 185

Pelo 13-14, 16, 59, 64-65, 95, 101, 104, 126-127, 129, 147-148

Penicilina 22-24, 137-138

Peróxido de benzoilo 136

Piojo 123-129, 185

Pitiriasis 55 ss.

Placa 178

Polimorfismo 27

Prurito (picor) 21, 33, 45, 49, 51, 53-54, 58, 69-70, 74, 99, 131, 140, 185, 190

Psoralenos 63

Psoriasis 89, 155 ss.

Pulga 38

Pústula 28, 135, 175, 185

Puva 60, 63

Q

Quemaduras 59, 79-81, 84, 89-94, 96, 106, 148

Queratina 13, 19

Queratosis 16

Quiste 27, 41

R

Radiación 18, 59-60, 63, 80-81, 84, 90-93, 96

Receptores 17, 19, 148

Retinoico (ácido) 29, 31, 193

Rinofima 135, 193

Roncha 21, 24, 41, 177, 185

Rosácea 135 ss.

Rubéola 165 ss.

S

Sarampión 151 ss.

Sarna 65 ss.

Seborreica (dermatitis) 131 ss.

Sudor 18

Sudoración excesiva 107-109, 184

T

Teratogénico 29, 31, 186

Tetraciclinas 136, 193

Tiña 97-98, 147

Traumatismo 14, 57, 59, 75-76, 159, 162

Tricotilomanía 147-148

Tuberculosis 71, 77

Tumor 79-80, 85-88, 148, 176

U

Úlcera 86, 162-163, 171

Uña 13, 17, 19, 41, 64, 99, 101, 116, 126, 134, 141, 155, 159

Urticaria 21 ss.

UVA 81, 90

V

Varicela 111 ss.

Verruga 159 ss.

Vesícula 46, 53, 99, 112-113, 119-120, 162, 174

VIH 67

Virus, herpes 111, 119 ss.

       inmunodeficiencia humana 67, 119

       rubéola 165 ss.

       sarampión 151 ss.

varicela-zoster (VVZ) 111, 115, 119

VPH (verrugas) 159 ss.

Vitamina A 61

B_{12} 58, 61

C 61

D 18, 88-89

Vitíligo 57 ss.

BIBLIOGRAFÍA

GARGANTILLA MADERA, P; MARTÍN CABREJAS, BM. *Saber vivir con salud*. Caja de Ahorros de Madrid. Madrid, 2002.

IGLESIAS DÍEZ, L. *Tratado de dermatología*. Ediciones Luzán. Madrid, 1994.

ESEVERRI ASÍN, JL. *Dermatitis atópica*. Ars Médica. Barcelona, 2001.

FITZPATRICK, TB. *Atlas de dermatología clínica*. Doyma. Barcelona, 1986.